Die grossen Heilerinnen

ECON Sachbuch

Schon seit Jahrtausenden sind Frauen als Ärztinnen tätig gewesen. In vorpatriarchalischen Zeiten wurden sie als Naturheilerinnen verehrt, später verfolgt und geächtet oder aber als helfende, gütige Engel an den Rand der Gesellschaft gedrängt. Autorin Elisabeth Brooke setzt der überbrachten Darstellung der Heilerinnen als seltsame und abstoßende, harmlose oder böse Figuren ein ganz anderes Geschichtsbild entgegen: Sie erzählt von Frauen, die Hospitäler errichteten, an Medizinschulen lehrten, Theorien entwickelten und nach neuen Behandlungsmethoden suchten – und sich immer wieder der Diskriminierung und Ablehnung durch ihre männlichen Kollegen erwehren mußten.

Elisabeth Brooke arbeitet als Heilerin und Kräuterspezialistin und ist seit vielen Jahren auch im klinischen Bereich anerkannt.

Elisabeth Brooke

Die grossen Heilerinnen

Von der Antike bis heute

Aus dem Englischen
von Waldemar Christiansen

ECON Taschenbuch Verlag

Veröffentlicht im ECON Taschenbuch Verlag

Der ECON Taschenbuch Verlag
ist ein Unternehmen der ECON & List Verlagsgesellschaft

Deutsche Erstausgabe

© 1997 by ECON Verlag GmbH, Düsseldorf und München
© 1993 by Elisabeth Brooke
First published by The Women's Press Ltd.
Titel des englischen Originals: Woman Healers
Aus dem Englischen übersetzt von Waldemar Christiansen
Umschlaggestaltung: Agentur Kochlowski, Köln
Titelabbildung: Eddy Noack
Lektorat: Michael Lenzen
Gesetzt aus der Sabon, Linotype
Satz: Josefine Urban – KompetenzCenter, Düsseldorf
Druck und Bindearbeiten: Ebner Ulm
Printed in Germany
SBN 3–612–26395–1

Inhaltsverzeichnis

Einleitung 7

1 Die Heilkunst in der Antike 13

2 Die Heilkunst im frühen Mittelalter 28

3 Trotula von Salerno 43

4 Hildegard von Bingen 59

5 Ärztinnen im späten Mittelalter 78

6 Der Krieg gegen die Heilerinnen 93

7 Heilerinnen im 17. und 18. Jahrhundert 113

8 Frauen erobern den Beruf:
  Der Kampf der Ärztinnen im 19. Jahrhundert . . . 131

9 Diskriminierung per Disziplinarverfahren 170

10 Schamaninnen und Zauberinnen 193

11 Heilerinnen in Deutschland 207

Schluß 219

Anmerkungen 223

Bibliographie 235

Einleitung

Medizin ist zutiefst politisch und ist es immer gewesen. Die heilenden Priesterinnen des Altertums verfügten über eine ungeheure Macht, nicht anders als die heutigen »Götter in Weiß«. Die jeweiligen politischen Machtverhältnisse legen fest, wer Arzt und wer Patient ist. Sind es nicht auch heute noch ausnahmslos die Reichen, die Zugang zum Gesundheitswesen haben, also im wesentlichen Weiße und Christen? Wir werden sehen, daß die europäische Politik tatsächlich mit wenigen Ausnahmen von weißen, männlichen und christlichen Werten bestimmt wird. Mit anderen Worten, sie ist und war zumindest tendenziell rassistisch, sexistisch, antisemitisch und feindlich eingestellt gegenüber jeder Form von Homosexualität. Der Kampf gegen das Recht der »Unterprivilegierten« auf eine eigene Medizin hat eine lange und blutige Geschichte. Die herrschende Klasse hat stets versucht, die strikte Kontrolle über Beruf und Wissenschaft der Medizin zu behalten. Die Geschichte der Medizin zeigt ihre patriarchalischen und rassistischen Vorurteile. Jetzt aber haben Frauen endlich begonnen, ihre eigenen historischen Studien zu betreiben und die Geschichte neu zu schreiben, um die Erfahrungen der Mehrheit der Weltbevölkerung widerzuspiegeln.
Quellen für dieses Buch gibt es nur wenige, und so bleiben auch die Berichte über die hier dargestellten Frauenschicksale zuweilen spärlich und unbefriedigend. Der Mangel an Geldmitteln und bestehende Publikationsbeschränkungen

führen darüber hinaus dazu, daß schwarze Frauen so gut wie gar nicht in diesem Buch erwähnt werden; eine Ausnahme bilden das erste Kapitel über das alte Ägypten und Kapitel 9, das von der »schrecklichen« Mary Seacole handelt. Keine feministische Studie indes ist vollständig ohne den Beitrag der schwarzen Frauen, und ich hoffe, daß schwarze und farbige Frauen diese Arbeit fortsetzen werden.
Bevor ich begann, wußte ich selber nicht, daß Frauen schon seit Jahrtausenden als Ärztinnen tätig sind, und schon gar nicht, daß sie in vorpatriarchalischen Zeiten als Naturheilerinnen verehrt wurden. Man hatte mich im Glauben gelassen, daß unsere streitbaren viktorianischen Urgroßmütter die ersten Ärztinnen waren. Ich hoffe, mein Buch kann dazu beitragen, diesen Irrtum zu beheben.
Frauen sind immer als Heilerinnen tätig gewesen. Dieses Buch unternimmt eine kleine Reise durch die lange Geschichte ihrer unterschiedlichen Schicksale. Von den Mythen und poetischen Geschichten frühester Zeiten bis zu den gut dokumentierten viktorianischen Aktivistinnen sehen wir Frauen für ihr Recht auf Ausübung des Medizinerberufs kämpfen und manchmal auch für dieses Recht sterben. Die vorliegende Arbeit versteht sich als Studie und zugleich als ehrfurchtsvolle Würdigung der mutigen, inspirierten und vor allem unbeirrbaren Entschlossenheit der früheren Heilerinnen. Ich habe die Bruchstücke ihres Lebens und das, was die historischen Zensoren von ihren Werken übriggelassen haben, zusammengetragen. Dort, wo Frauen überhaupt in der Medizin Erwähnung finden, erscheinen sie ausnahmslos als helfende, gütige Engel (was viele von ihnen gewiß auch waren) und damit in einer untergeordneten, unbezahlten und unprofessionellen Position. Wenn sie dieser Rolle treu blieben und sich dem herrschenden patriarchalischen Wertesystem anpaßten, fanden sie auch Einlaß in die Geschichtsbücher. Folgerichtig kennen wir heute Florence Nightingale, aber nicht Mary Seaco-

le; es wurde ein Krankenhaus nach Elizabeth Garret-Andersson benannt, aber Sophia Jex-Blacke geriet für lange Zeit völlig in Vergessenheit.

Frauen waren Ärztinnen, Chirurginnen, Geburtshelferinnen und Medizinprofessorinnen. Ihre Schicksale aber sind erst ab der beginnenden Neuzeit aufgezeichnet worden, fehlten davor also fast vollständig. Ich habe der Versuchung widerstanden, über ihre medizinische Tätigkeit zu spekulieren, so daß die Informationen über sie manchmal etwas dürftig bleiben. Aber es schien mir besser, auch spärliche Informationen über das Schicksal mancher Heilerinnen zu berücksichtigen, als gar nicht über sie zu berichten. Es gibt ein Bild der Heilerin, das uns allen wohlbekannt ist – das Bild der weisen Frau, der heilenden Zauberin, die sich in allen ländlichen Gegenden der Welt findet. Sie stellt für den größten Teil der Weltbevölkerung, der keinerlei Zugang zur »modernen Medizin« besitzt, die wichtigste ärztliche Versorgung dar. Die wenigsten werden Schwierigkeiten haben, sich hierbei das Bild der mittelalterlichen Hexe vorzustellen, die mit Hilfe von Amuletten, Zaubersprüchen und Beschwörungsformeln Kranke heilt, unfruchtbare Frauen fruchtbar macht, das Vieh verhext usw. – und die, wenn sie mit dem Landesherrn in Konflikt geriet, am Pranger oder auf dem Scheiterhaufen endete. Heilerinnen wurden als seltsam, abstoßend, harmlos oder böse dargestellt, je nachdem, welchen Standpunkt man gerade einnahm. Ich hoffe, mein Buch kann die Unhaltbarkeit dieser Sichtweisen aufdecken und nachweisen, daß die Angriffe gegen »die verrückten alten Weiber«, die man Hexen nannte, in Wahrheit eine konzertierte Aktion der Kirche gegen jede Form von Opposition darstellten. Das frauenfeindliche Dogma ist ein integraler Bestandteil des Christentums und die Aufrechterhaltung der weißen und männlichen Vorherrschaft ihre unverkennbare Absicht.

Es gibt aber auch eine andere Geschichte der Heilerinnen, in der sie als innovative, wissenschaftlich fundierte, humane und fürsorgliche Fachkräfte erscheinen. Sie kooperierten mit ihren männlichen Kollegen und teilten ihnen ihre medizinischen Erkenntnisse und Entdeckungen mit, oftmals mit der Folge, daß diese Kollegen ihre Erkenntnisse und Entdeckungen selbst in Anspruch nahmen. Die Heilerin dieser Geschichtsschreibung errichtete Hospitäler, lehrte in Medizinschulen, entwickelte Theorien, suchte nach neuen Behandlungsmethoden und tauschte sich mit den großen Geistern ihrer Zeit aus. Trotzdem praktizierte sie oft unter Lebensgefahr. Wie kam es in der Medizin zu dieser eklatanten Diskriminierung der Frauen? Um diese Frage zu beantworten, müssen wir zurückgehen bis zu den Kulturen, in denen es selbstverständlich war, daß Frauen heilkundig tätig waren – bis zu Kulturen, in denen weibliche Gottheiten angebetet wurden und die Große Mutter noch als höchste Gottheit herrschte.

Die Verehrung der Großen Mutter, wie sie im alten Ägypten, Griechenland und Rom praktiziert wurde, nahm im allgemeinen die Form eines Mondkultes an. Die drei Mondphasen wurden als Abbild der drei Gesichter der Frau angesehen: der Frau als Jungfrau, Mutter und altes Weib. Die jungfräuliche Göttin wurde durch die heilkräftige Priesterin, die Wahrsagerin oder die Prophetin verkörpert. Jungfräulich, d. h. noch von keinem Mann besessen, deutete sie Omen und fand mit Hilfe von Trance, Träumen, Astrologie, Tarotkarten und Runen Antworten auf Krankheitsprobleme. Im Tempelbezirk wurden die von der Göttin vorgeschriebenen Heilungsrituale vollzogen. Der Vollmond repräsentierte die Mutterfiguren unter den Heilerinnen, die mit Geburt oder allgemeinen medizinischen Problemen befaßt waren, so wie etwa Trotula oder Hildegard. Der abnehmende Mond zeigt das alternde Gesicht der Göttin – Hekate, das Schattenwesen, das eng mit Tod und Wahnsinn in Verbindung steht. Sie kommuniziert mit den Geistern der Unterwelt und ist vielleicht eine Art Schamane.

Die antike Welt kannte die Große Mutter und beschloß dennoch, sie zu vergessen. Aufstrebende männliche Götter betraten nun das Feld, und schließlich wurde sie von Jehova, dem zornigen Gott der Rache, entthront. Er zeigte sich ohne Gnade und rottete sie vollständig aus. Seine Gefolgsleute ahmten seinen Muttermord nach, und die einst in Ehrfurcht gehaltenen Frauen wurden vergewaltigt, versklavt und ermordet. Eingezwängt und machtlos, wie sie nun waren, waren ihnen alle Bereiche des öffentlichen Lebens versperrt. Nach und nach wurden ihnen alle Rechte und Wirkungsmöglichkeiten geraubt. Ärztinnen wurden verfolgt und gesetzlich an der Ausübung ihrer Kunst gehindert. So nahmen ihnen die Männer mit ihrem Beruf auch ihr Ansehen und ihre Macht. Nur da, wo der Einfluß der Kirche etwas schwächer war, wurden weibliche Heilkundige toleriert. Trotula zum Beispiel stammt aus einer Gegend in Italien, die für ihre heidnischen Praktiken berüchtigt war. Hildegard kann natürlich kaum als Heidin bezeichnet werden, aber sie hatte das Glück, als hochintelligente Mystikerin anerkannt worden und so vor den schlimmsten Übergriffen der Inquisition sicher gewesen zu sein.

Mit dem Übergang des Mittelalters zur Renaissance nahm die Unterdrückung eine noch blutigere Form an, die in der grausamen Hinschlachtung von Millionen von Frauen kulminierte: Hebammen, Kräuterfrauen, Mystikerinnen und Krankenschwestern. Schließlich aber begannen die Frauen, sich das Gesetz zunutze zu machen und an der Seite der Männer als zugelassene Ärztinnen zu praktizieren. Die Frauen des 19. Jahrhunderts fochten einen legalen, am Ende aber nicht weniger blutigen Kampf, um mit ihren männlichen Kollegen gleichgestellt zu werden. Eine der größten Sorgen auf seiten der Männer war, daß die Frauen ihnen in den Doktorandenkursen fachlich den Rang ablaufen könnten; eine, wie sich zeigen sollte, oft nicht unberechtigte Sorge. Am Ende setzten sich die Frauen durch, obwohl sie in der

Medizin auch heute noch um die Ausübung ihres Berufes kämpfen müssen.
Es gibt in unserer Gesellschaft ein wachsendes Unbehagen gegen die männliche, mechanistische Medizin. Debatten über die ethischen Aspekte der modernen Medizin sind heute an der Tagesordnung. Die Lage ist ernst: Alte und sterbenskranke Menschen haben keinerlei Recht auf einen friedlichen Tod, Hirntote werden mit Hilfe von Apparaten künstlich am Leben gehalten. »Unpopuläre« Bereiche der Medizin wie der der geistigen Gesundheit werden finanziell und personell ausgeblutet, obwohl gerade hier enorme Chancen lägen.
In diesen äußerst problematischen Bereichen der Medizin wird der Einfluß der Frauen dringend benötigt, um wenigstens etwas Vernunft in die Debatte zu bringen. Welchen Sinn machen Nuklearmedizin oder Operationen an Föten, während ein Großteil der Weltbevölkerung noch immer an leicht bekämpfbaren Krankheiten leidet und stirbt?
Ob in der »konventionellen« oder in der »alternativen« Medizin, Frauen stehen überall vor den gleichen Problemen. Es wäre naiv zu glauben, daß die alternative Medizin auch nur einen Deut weniger sexistisch ist als die konventionelle. Ein klares Bewußtsein für das Leiden der Frauen in der Geschichte, besonders in der Medizin, wird den Frauen in diesem Bereich helfen, die komplexen Zusammenhänge ihres Arbeitsfeldes zu verstehen, und den Patienten eine Vorstellung von den möglichen Behandlungsmethoden geben.
Ärztinnen, Therapeutinnen, Krankenschwestern, Hebammen und alternative Medizinerinnen sind dringend aufgefordert, ihre Opposition gegen die orthodoxe Medizin kundzutun, gegen eine Entwicklung, die die lebensspendende Kunst des Heilens zur tödlichen Wissenschaft der Medizin verwandelt hat. Ich hoffe, daß dieses Buch helfen wird, die dringend benötigten Veränderungen herbeizuführen.

I

Die Heilkunst in der Antike

Das alte Ägypten

Das antike Ägypten hatte eine hochorganisierte und sehr angesehene Heiltradition, in der sich das Amt des Priesters oder der Priesterin mit ärztlichen Aufgaben vermischte. Die Krankheiten des Körpers und der Seele wurden als verwandt, ja sogar als eng zusammenhängend begriffen. Die meisten Heilerinnen und Heiler wirkten mit der Hilfe von Heilgöttinnen und wandten eine Kombination spiritueller Praktiken und medizinischer Techniken an. Die Medizin im alten Ägypten war eine hochentwickelte Kunst und den meisten der benachbarten Kulturen weit voraus. Männliche Ärzte übernahmen das Mumifizieren der Toten und rituelle Beschneidungen, während sich weibliche Hebammen um Schwangere kümmerten und diese zu den Geburtshäusern im Tempel der Isis brachten. Um den Verlauf der Geburt und möglicherweise auftretende Komplikationen vorauszusagen, griffen diese Frauen auf die Astrologie zurück. Während der Wehen kümmerten sich Tempelhebammen um die Mütter, die auf warme Steine gesetzt und mit Heilmassagen behandelt wurden, damit der Kontraktionsschmerz etwas gelindert wurde und die Gebärmutter sich entspannte.

Isis

Isis war die wichtigste der ägyptischen Heilgöttinnen und galt als Wiederbringerin des Lebens und Quelle der Heilkräuter. Sie wurde mit dem heilkräftigen Stern Sirius im Sternbild des Großen Hundes gleichgesetzt. Dieser Stern erscheint exakt zu Beginn der Nilschwemme am Horizont und wurde von den Ägyptern deswegen als Vorbote von Fruchtbarkeit und Überfluß betrachtet. Isis war es auch, die den Heilkräutern ihre Kraft verlieh und die Frauen im Kindbett beschützte. Sie konnte den Blinden das Augenlicht wiederschenken und lahme Gliedmaßen wieder gesund werden lassen. Sie gab den durch Krankheit Geschwächten wieder Kraft und kam zu den Bettlägerigen. Ihre Flügel streiften die kranken Körper, wodurch sie gereinigt und geheilt wurden. In den Heilliedern und Beschwörungsgesängen erklang ihre Stimme.

Die Priesterinnen der Isis waren stets in Weiß, der Lieblingsfarbe der Göttin, gekleidet. Die Altäre ihrer zahlreichen Tempel wurden mit weißen Blumen, Beeren und Eisenkraut, der ihr heiligen Pflanze, geschmückt. Die Heilrituale waren lang und kompliziert, und die Anrufungen mußten auf eine ganz bestimmte Weise gesungen werden, da sie sonst ohne Wirkung blieben. Der Patient brachte kleine Opfergaben dar, zum Beispiel Lebensmittel und Kleider. Talismane wurden vorbereitet, Heilmassagen verabreicht und Kräutermixturen dazu getrunken.

Ägypten war das Land der Heiltempel, und die Menschen kamen von weit her, um dort wieder gesund zu werden. Es gab im gesamten Königreich, in den Kurorten und großen Städten, viele heilige Stätten, von denen die Isistempel zu den bedeutendsten zählten. Auch Heliopolis und Sais waren berühmte Heilorte, die dann später zu Medizinschulen ausgebaut wurden, wobei Sais sich auf die Gynäkologie und die Geburtshilfe spezialisierte. Folgende Inschrift fand sich auf einer Tafel aus dieser Zeit: »Ich komme aus der Medizinschule in Heliopolis und habe auch an der Frauenschule in Sais studiert, auf der mich die göttlichen Mütter das Heilen von Krankheiten gelehrt haben.«[1]

Der Ebers-Papyrus, etwa auf 1550 v. Chr. datiert, enthält Hunderte von Rezepten, unter anderem auch für Frauenkrankheiten. Man vermutet, daß dieser Papyrus für die Medizinschule von Sais verfaßt wurde. Der Text beginnt mit folgender Anrufung:

> So wie es sein soll, Tausende Male. Dieses Buch dient dem Heilen aller Krankheiten. Möge Isis mich heilen, so wie sie Horus von allen Schmerzen befreit hat, die sein Bruder Seth ihm zufügte, als er seinen Bruder Osiris tötete. O Isis, große Zauberin, heile mich, befreie mich von allen üblen, bösen und taifunartigen Leiden, von dämonischen und tödlichen Krankheiten, von Verunreinigungen aller Art, die mich befallen mögen, so wie du deinen Sohn Horus befreit und erlöst hast.[2]

An den Wänden der Halle der Schriftrollen in Heliopolis lassen sich medizinische Inschriften und Votivtafeln finden. Dort wurde auch eine Liste mit Krankheiten und Behandlungsmethoden zusammen mit medizinischen Aufzeichnungen verwahrt, die in der Obhut der Priester-Heilerinnen lagen. Sie riefen die Heilgöttinnen an und sprachen Gebete. Die Tempel waren überaus gut organisiert und der medizinische Bereich streng untergliedert, so daß jeder Arzt nur in seinem bzw. ihrem besonderen Bereich arbeitete. Herodot schreibt über diesen Punkt: »Das ganze Land ist voller Ärzte, einige von ihnen sind für das Auge zuständig, einige für die Zähne, andere kümmern sich um alles, was mit dem Bauch zu tun hat, und wieder andere versorgen die verborgenen Krankheiten.«[3]

Einige der medizinischen Aufzeichnungen auf Papyrusrollen, die man gefunden hat, zeigen das Ausmaß und die Tiefe der ägyptischen Heilkunst.[4]

Der auf das Jahr 1900 v. Chr. datierte Kahun-Papyrus behandelt Kinder- und Frauenkrankheiten. Da Frauen ausschließlich von Frauen behandelt wurden, handelt es sich hier also um einen Text, der für Heilerinnen verfaßt wurde. Er enthält Ratschläge, wie man feststellen kann, ob eine Frau fruchtbar ist. Unfruchtbarkeit wurde mit Tierdrüsen behandelt; gewissermaßen ein antiker Vorläufer der synthetischen Hormonbehandlungen von heute. Die folgende Therapie war für einen Gebärmuttervorfall vorgesehen:

> Untersuchung einer Frau, deren Rücken schmerzt und die in den Innenseiten ihrer Schenkel Schmerzen verspürt. Sage ihr, ihre Gebärmutter habe sich gesenkt. Und verfahre dann auf folgende Weise: Nimm Ua-Körner, fünf *ro* der Sascha-Frucht (1 *ro* = 1 Teelöffel), 1 *hnw* ($^1/_2$ Liter) Kuhmilch, koche das Ganze und laß es abkühlen. Dann bereite daraus eine Schleimsuppe, die an vier Morgen hintereinander getrunken werden soll.[5]

Für die Einleitung einer Geburt wurde eine Mixtur aus Weihrauch, frischen Datteln und süßem Bier empfohlen, die auf einem Feuer verbrannt werden mußte.

Die Priester-Heilerinnen trugen auch die Verantwortung für die Heilkräutergärten und die Zubereitung der Heilmittel. Die älteste bildliche Darstellung einer Ärztin datiert auf das Jahr 3000 v. Chr. Sie zeigt Isis mit einem kleinen Jungen, der an einem verkümmerten, lahmen Bein leidet. Der Junge wurde zur Göttin gebracht und von ihr geheilt.[6]

Man hat Aufzeichnungen einer Ärztin gefunden, die um 2730 v. Chr. während der Regierungszeit von Königin Neferirikara praktizierte. Es wird vermutet, daß es sich bei ihr um eine der Heilerinnen von Sais handelt.

Die weibliche Dynastie der ägyptischen Königinnen, die

etwa 4000 v. Chr. begann, ermutigte und unterstützte jede Form der wissenschaftlichen und medizinischen Tätigkeit. Die Königinnen selbst waren fast ausnahmslos Ärztinnen, von denen einige als äußerst begabte Heilerinnen galten.

HATSCHEPSUT

Königin Hatschepsut regierte von 1503–1482 v. Chr. Auch sie förderte und unterstützte weibliche Ärzte. Wegen ihrer weisen und gütigen Regierungsweise wurde ihre Amtszeit das goldene Zeitalter der ägyptischen Kultur genannt. Die Verdienste Hatschepsuts werden allerdings erst heute nach vielen Jahrtausenden wieder entdeckt. Ihre neidischen Brüder vernichteten alle auf sie verfaßten Lobreden und versuchten, sich ihre Leistungen als eigene Verdienste anzueignen. Hatschepsut war Pazifistin und Philosophin. Im Tempel von Hathos findet sich eine Darstellung ihrer Geburt, auf der der Widder-Gott und der Frosch-Gott den Beistand des Ibis-Gottes erflehen. Ihre Beschützerin Hathor, die ägyptische Himmelsgöttin, soll sie gesäugt haben.
Hatschepsut ermunterte ihre Untertanen zum Studium, gründete drei Ärzteschulen und viele botanische Gärten und Kräutergärten, in denen Heilpflanzen gezüchtet wurden.

Mit dem Ende der weiblichen Dynastie verlor auch die Rolle der Heilerinnen an Gewicht, männliche Priester und Heiler übernahmen den ärztlichen Beruf. Die Ärzteschulen allerdings blühten weiter und wurden zu Ausbildungsstätten vieler berühmter Ärzte des klassischen Griechenlands.

Das alte Griechenland

Einige der ältesten operativen Techniken stammen aus dem antiken Griechenland, wo die Medizin den Gebrauch von Kräutern und Massagen mit der Anrufung von Heilgöttinnen verknüpfte. Die Griechen setzten Zauberformeln und rituelle Gebete für die Kranken und Sterbenden ein. Operationen wurden nur als letztes Mittel benutzt, obwohl sie technisch auf einem sehr hohen Stand waren. Vermutlich waren sogar Frauen für die Entwicklung operativer Techniken und Therapien verantwortlich, besonders in der Physiologie, Anatomie, Geburtshilfe und Pathologie.

Die Literatur der griechischen Antike enthält zahlreiche Berichte über Heilerinnen. So findet sich zum Beispiel in der *Illias* ein Hinweis auf Agamede, die Tochter des Augeias, des Königs der Epeier. Sie versorgte die verwundeten Griechen, die sterbend auf dem Schlachtfeld in der Ebene vor Troja lagen. Die Textstelle spricht von

> Agamede der Blonden,
> Die Heilkräuter verstand, soviel rings nähret die Erde.
> (Homer, Illias, XI, V. 740 f.)

Sie wusch die blutenden Wunden der im Sterben liegenden Trojaner und tröstete sie mit stärkenden Getränken und lindernden Bädern.[7]

In der *Odyssee* wird von der Ärztin Polydamna berichtet, deren Name soviel wie »Bezwingerin vieler Krankheiten« bedeutet. Polydamna gab Helena das sagenhafte Nepenthes, damit sie damit ihre Feinde töten und ihre Freunde heilen konnte. Sie soll in der Zeit zwischen 2000 und 1780 v. Chr. in der Nähe von Theben gelebt haben. Das Nepenthes enthielt nach unterschiedlichen Auslegungen echten Atlant, Eisenkraut (das Heilmittel der Isis), Mohn (Opium) oder Nachtkerze.[8]

Gäa

Der Tempel von Delphi war der Erdgöttin Gäa (Gaia) geweiht. Die ärztliche Behandlung fand dort in einer Art Trance oder Dämmerzustand statt. Es wurden Heilkräuter, Massagen, Bäder, Abführmittel, Aderlässe, Wasser aus heiligen Quellen und Körperübungen verordnet. Die Seherin von Delphi war Pythia, eine Frau, die auf einem Dreifuß saß, um den sich ein Python schlängelte. Pythias Worte waren aber oftmals unverständlich, so daß das Orakel durch die Priesterin übersetzt werden mußte. Der Tempel wurde allerdings später von dem patriarchalischen Gott Apoll übernommen, der den Python tötete. Verschiedene Zeichnungen und Skulpturen lassen erkennen, daß die Priesterin von Amazonen-Kriegerinnen beschützt wurde. Es gibt einige Szenen, in denen sie im Kampf mit männlichen Eindringlingen dargestellt werden, von denen sie unglücklicherweise aber besiegt wurden, so daß dieser heiligste aller Tempel an die Eindringlinge verloren ging.[9]

Panakeia und Hygieia

Äskulap und seine Familie sollen um 900 v. Chr. in Griechenland gelebt haben. Über 300 Tempel und Heilstätten wurden dieser Heilerfamilie geweiht: Äskulap, seiner Gattin Epione, der Schutzpatronin der Schmerzleidenden, und seinen beiden Töchtern, Panakeia, die zur Wiedererlangung und Erhaltung des Wohlergehens angerufen wurde, und Hygieia, der Göttin der Gesundheit.

Die Patienten wurden im Abaton, dem inneren Heilbezirk des Tempels, mit Drogen in einen Dämmerzustand versetzt oder hypnotisiert, damit ihnen in ihrem veränderten Bewußtseinszustand Götter erschienen und sie heilten.

Eine große Rolle in der Heilkunst spielen die Schlangen, die sich auch auf dem Äskulapstab befinden. Sie wurden für Prophezeiungen eingesetzt, und man vermutet, daß ihr Gift dazu diente, die Patienten in einen traumlosen Schlaf zu versetzen. Das Heilritual lief so ab, daß die Patienten zur Waschung in die Badehäuser und danach zur Fütterung der heiligen Schlangen gebracht wurden. Daraufhin verteilten sie Kuchen an die Hunde, bezahlten die Priesterinnen und legten sich auf die Marmorbetten, um zu träumen.

Agnodike

Eine junge Griechin aus Athen soll die weibliche Revolution in der Medizin begonnen haben, die von da aus auf das ganze griechische Reich übergriff. Der römische Philologe und Historiker Hyginus berichtet darüber.[10] Agnodike, die besagte junge Athenerin, wollte schon als junges Mädchen Medizin studieren, aber zu der damaligen Zeit waren Studium und Ausübung des ärztlichen Berufes Frauen bei Todesstrafe untersagt. Dessenungeachtet beschloß sie, als Mann verkleidet beim berühmten Arzt und Anatom Herophilos an der Ärzteschule von Alexandria zu studieren. Sie fühlte sich zur Ärztin berufen und war bereit, das Risiko der Todesstrafe auf sich zu nehmen, um von dem Gebrauch zu machen, was sie als ihr natürliches Recht empfand. Ein wichtiges Motiv für ihre Entscheidung war der unnötige Tod unzähliger Athenerinnen, die nur deswegen starben, weil sie nicht von einem männlichen Arzt behandelt werden wollten. Agnodike war entsetzt über diesen Mißstand und beschloß, alles in ihrer Macht Stehende zu tun, um Abhilfe zu schaffen.
Nach ihrem Studium eröffnete sie wiederum als Mann verkleidet eine Praxis in Athen. Es dauerte nicht lange, bis sich ihr Geheimnis bei den Athenerinnen herumgesprochen hatte, und schon bald war ihre Praxis ständig überlaufen. Aber

einer ihrer Kollegen neidete ihr diesen Erfolg und zeigte sie an. Sie wurde verhaftet, vor Gericht gestellt und wegen illegaler Ausübung des ärztlichen Berufes zum Tode verurteilt. Als ihre Patientinnen von diesem Urteil erfuhren, marschierten sie zum Athener Gerichtsgebäude. Sie drohten mit Massenselbstmord, falls Agnodike nicht freigelassen und das Urteil revidiert würde. Den Richtern blieb keine andere Wahl, als sich dem Druck der Frauen zu fügen, befanden sich doch unter den reichen Athenerinnen, die dort Gerechtigkeit forderten, auch ihre eigenen Töchter und Frauen. Seit dieser Zeit hatten alle frei geborenen Frauen (also alle, die weder Sklavinnen noch Ausländerinnen waren) das Recht auf Studium und Ausübung des ärztlichen Berufes. Auch wenn ihr Patientenstamm auf Frauen und Kinder eingeschränkt blieb, war die finanzielle Vergütung hoch genug, um den Ärztinnen eine ökonomische Unabhängigkeit und damit eine Freiheit zu geben, die andere griechische Frauen nicht genossen.

THEANO

Theano war die Frau des Pythagoras, des großen Philosophen und Mathematikers, der auch Medizin studiert und praktiziert hat. Nach seinem Tode übernahm Theano die Leitung seiner berühmten Schule und lehrte dort Philosophie und Medizin. Sie war berühmt wegen ihres umfangreichen Wissens in Medizin und Medizinphilosophie.

PYTHIAS

Pythias war die Frau des großen Philosophen Aristoteles (384–322 v. Chr.). Sie verfaßte einige Studien zur Botanik, Biologie und Embryologie. Pythias besaß eine riesige Manuskriptensammlung und war Koautorin vieler Werke ihres Mannes – auch wenn er selbst sie nur als seine »Assistentin« bezeichnete. Sie verbrachten ihre Hochzeitsnacht in Mytilene auf der Insel Lesbos, die durch die lesbische Poetin Sappho berühmt wurde.

Artemisia

Artemisia lebte bis 355 v. Chr. Sie war Königin von Karien und eine berühmte Heilerin, die über große Kenntnisse der Heilpflanzen verfügte. Plinius berichtet, daß man ihr die Entdeckung des Wermuts als Heilgetränk zuschrieb und ihn deswegen nach ihr benannte: Artemisia.[11]

Aspasia

Aspasia war eine weitere berühmte Ärztin, die sowohl in Rom als auch in Athen praktiziert hat. Eine Freskomalerei über dem Portal des Hauptgebäudes der Universität in Athen zeigt sie in Gesellschaft solch ehrwürdiger Persönlichkeiten wie Sokrates, Plato, Archimedes und Sophokles. Sie praktizierte im ersten Jahrhundert vor Christus. Fragmente ihrer Schriften haben sich bis heute erhalten und werden in dem 1543 gedruckten Tetrabiblion des Aetius (527–566 n. Chr.) zitiert. Ihre Arbeiten über die Gynäkologie waren bis in die Zeit Trotulas absoluter Standard.
Aspasia spezialisierte sich auf die Gynäkologie und die Geburtshilfe. Sie beschrieb die verschiedenen Fötuspositionen und suchte nach Methoden, Fehlgeburten vorzubeugen. Sie entwickelte eine Reihe von Diäten und Übungen, um die Wehen für die Frauen erträglicher zu machen. So verschrieb sie bei schweren Wehen die Behandlung der Vulva mit einer heißen Lotion (z. B. Olivenöl, Malve und Leinsamen), um

damit den Geburtskanal zu weiten. Bei einer Verzögerung der Nachgeburt empfahl sie den Frauen, Mund und Nase zu verschließen und sie mittels Atemübungen herauszupressen. Sie entwickelte verschiedene Verhütungsmittel, etwa ein in einer Kräutermixtur aus Gallapfel, Myrrhe und Wein getränktes Wolltampon. Es handelt sich dabei um ein adstringierendes (zusammenziehendes) Mittel, das die Vaginalsekretion verhindert und so das Sperma daran hindert, die Scheide hinaufzuwandern. Die Gebärmutterverlagerung hielt sie für eine Folge verstopfter Lebervenen, die die Eingeweide anschwellen lassen und so Druck auf die Gebärmutter ausüben. Sie behandelte diese Fälle mit Zäpfchen aus Teer, Bitumen und heißem Öl und brachte den Uterus mit ihren Händen in die richtige Lage zurück. Aspasia beschreibt auch, wie sie Operationen durchführte, um zum Beispiel Gebärmuttertumore oder Bauchfellentzündungen zu kurieren. Bei uterinen Blutungen (Fasergeschwulsten) nahm sie zunächst einen chirurgischen Eingriff vor, danach führte sie einen Tampon ein, der in rote Erde, Rosenwasser, Mandragora und Schierlingssaft getränkt wurde. Sie beschreibt auch, wie Leistenbrüche und Krampfadern chirurgisch behandelt werden können.

Antiochis

Der Ärztin Antiochis wurde in der Stadt Tlos von dankbaren Patienten ein Denkmal mit folgender Inschrift errichtet: »Antiochis, Tochter des Diodotus von Tlos, Rat und Gemeinde der Stadt Tlos errichten ihr zu Ehren auf eigene Kosten dieses Denkmal, in Anerkennung ihrer hohen ärztlichen Kunst.«[12] In seiner *De Compositione Medicamentorum Liber* aus dem zweiten Jahrhundert spricht sich Galen lobend über die Schriften vieler Medizinerinnen aus, u. a. über Antiochis' Rezepte gegen Brustschmerzen und Gicht.

KLEOPATRA

Kleopatra praktizierte zur Zeit Galens (129–201 v. Chr.). Sie schrieb ein umfangreiches Werk über die Gynäkologie, das in der ganzen griechisch-römischen Welt kursierte und vielfach kopiert wurde. Bis weit in das 16. Jahrhundert wurde es von Ärzten und Hebammen als Standardwerk benutzt. Teile dieser Schrift erschienen 1566 in der *Harmonia Gynaecorum* von Wolff und Spach. Man glaubt, Kleopatra könnte die Schwester Arsinoes gewesen sein. Sie ist mit mehreren anderen Frauen gleichen Namens verwechselt worden, einschließlich der berühmten Königin Kleopatra, die auch tatsächlich etwas von Giften verstanden haben muß. Erst als ihr Werk Jahrhunderte nach ihrem Tod im Druck erschien, ging man wieder dazu über, es ihr selber zuzuschreiben. Ihre Schriften sollen in extremer Form von Soranus geplündert und in sein jahrhundertelang als Standardwerk geltendes Opus *Die Gynäkologie* eingearbeitet worden sein.

DAS ANTIKE ROM

Um 200 v. Chr. gingen viele der wegen ihrer großen Erfahrung und Kunstfertigkeit berühmten griechischen Ärzte nach Rom, um dort zu praktizieren. Frauen war die Berufsausübung zu dieser Zeit erlaubt, und so kam auch eine große Zahl von Ärztinnen nach Rom. Sie kümmerten sich um die römischen Frauen, die von den neuen Heilerinnen begeistert waren. Ärztinnen waren damals sehr gefragt und konnten hohe Löhne verlangen. Zu diesen äußerst erfolgreichen Frauen gehörten auch Viktoria und Leoparda, die beide von dem Arzt und Autor Theodorus Priscianus erwähnt werden. Er widmete Viktoria das dritte Buch seiner *Rerum Medicarum* und bezeichnet sie in seinem Vorwort nicht nur als große Heilkundige, sondern betont auch ihr ausgeprägtes Beobachtungsvermögen und ihre hervorragenden medizinischen Kenntnisse.

Monumente und Grabinschriften bezeugen, daß römische *medicae* (Ärztinnen) nicht nur als Geburtshelferinnen und Hebammen praktizierten, sondern auch als praktische Ärzte. Eine in Portugal gefundene Grabplatte berichtet von einer Frau, die als hervorragende Ärztin *(medica optima)* galt, eine andere Grabinschrift stellt die Verstorbene als Meisterin der medizinischen Kunstfertigkeit dar *(antistes disciplinae in medicina fuit)*[13]. Vor dem ersten vorchristlichen Jahrhundert durften Frauen in diesem Beruf arbeiten, obwohl sie äußerst vorsichtig sein mußten. Celsus berichtet von römischen Ärztinnen, die mit der Hilfe ihrer Sklaven Urinuntersuchungen vornahmen, Blutegel setzten und einen Mohnsaft als Anästhetikum für Operationen verabreichten.[14]

Olympias

Um 50 v. Chr. berichtet Plinius von einer Frau aus Theben, die ein unschätzbares Rezeptbuch verfaßte: Olympias. Es enthält ein Kapitel über Frauenkrankheiten, eines über Schwangerschaftsverhütung und ein weiteres darüber, wie man eventuell notwendige Abtreibungen einleitet.[15]

Oktavia

Viele Ärztinnen entstammten adeligen Familien, wie etwa Oktavia, die erste Frau von Mark Antonius, die ein Buch über Heilrezepte verfaßte. Oktavia empfahl gegen Zahnschmerzen Gerste, Honig, Mehl, Essig und Salz, alles mit Holzkohle verbacken, pulverisiert und mit Blüten parfümiert. Ihre Rezepte wurden im ersten Jahrhundert v. Chr.

von Scibonius Largus, dem Leibarzt des Kaisers Claudius, eingehend beschrieben.[16]

THEODOSIA

Im ganzen römischen Imperium wurde nach und nach das Christentum zur vorherrschende Religion. Christliche Frauen begannen jetzt, den ärztlichen Beruf auszuüben. Sie folgten großenteils der Lehre Christi und kümmerten sich um die Notleidenden, die Kranken und Sterbenden. Ihre Namen sind Legion, und einige dieser Frauen wurden wie Theodosia heilig gesprochen. Sie war die Mutter des Märtyrers Prokopios und wegen ihrer profunden Kenntnisse in der Medizin und Chirurgie berühmt. Sie praktizierte mit großem Erfolg in Rom. Theodosia starb während der diokletianischen Verfolgung durch das Schwert.

NICERATA

Nicerata lebte unter Kaiser Arakadius in Konstantinopel. Man sagt von ihr, sie habe den heiligen Johannes Chrysostomos von seinen Magenschmerzen befreit.

FABIOLA

Fabiola von Rom (gestorben 399 n. Chr.) wechselte im Alter von zwanzig Jahren, kurz nachdem sie zum zweiten Mal geheiratet hatte, zum Christentum über. Als ihr zweiter Mann kurz nach der Hochzeit starb, beschloß sie, ihr Leben der Wohltätigkeit zu widmen. Sie war die Tochter eines der bedeutendsten Patrizierhäuser Roms. Sie studierte Medizin und wurde Ärztin und Krankenpflegerin. Fabiola eröffnete in Ostia ein Gemeindehospital,

... eine völlig neue Institution, die mehr zur Verbesserung der notleidenden Menschheit beitrug, als man es damals überhaupt für möglich gehalten hätte. Sie brachte die Bemühungen der Ärzte und Chirurgen, der traurigen Zerstörung durch Wunden und Krankheiten Einhalt zu gebieten, einen entscheidenden Schritt vorwärts.[17]

Fabiola eröffnete in Rom ein Hospital. Es war das erste seiner Art und schon bald mit Kranken und Bedürftigen aus der ganzen Stadt überschwemmt. Dieses Hospital war zur damaligen Zeit eine unerhörte Neuerung, ein echter Schock für die Zeitgenossen. Den Römern war das Konzept der Mildtätigkeit fremd. Sie hatten keinerlei Interesse daran, die Leiden der Armen und Bedürftigen zu lindern. Fabiola machte sich auf diese Weise schnell einen Namen. Sie war bei ihren Mitbürgern, die derart selbstlose Akte von seiten der herrschenden Klasse in Rom nicht kannten, äußerst beliebt. Kardinal Wiseman sagte 1854 über sie, »wenige Ärzte brachten mehr moralisches und intellektuelles Format mit als diese Frau, die so gewissenhaft und doch nie pedantisch war, so einfach und doch nie gemein, still, aber mit einer tiefen Nachdenklichkeit«.[18]
Der heilige Jerome sieht in ihr

... den Ruhm der Kirche, die große Verwunderung der Gentilen, die Mutter der Armen und den Trost der Heiligen ... Wenn ich hundert Zungen hätte und hundert Münder und eine Lunge aus Eisen, so könnte ich doch nicht all die Leiden aufzählen, denen sie sich mit der fürsorglichsten und zärtlichsten Aufmerksamkeit gewidmet hat.[19]

Als sie starb, schlossen sich Tausende der Prozession an. Die Straßen Roms sollen für Stunden blockiert gewesen sein.

DIE HEILKUNST IM FRÜHEN MITTELALTER

Die Zeit vom Niedergang des römischen Reiches gegen 300 n. Chr. bis zur Jahrtausendwende wird oft das »finstere Mittelalter« genannt. Während dieser langen Phase kam es in Europa zu kaum einem kulturellen und wissenschaftlichen Fortschritt.
Es wurden viele Gründe angegeben, warum es nach dem doch relativ aufgeklärten und fortschrittlichen römischen Zeitalter zu einer derart langen Periode der Unwissenheit und Unkultiviertheit kam. Auch wenn die Römer sicherlich aggressive Eroberer und Patriarchen waren, ermutigten sie doch jede Form von Kunst und Bildung. Sie förderten Theater, Tanz, Musik und ermunterten zu wissenschaftlichen und literarischen Unternehmungen. Mit dem Fall Roms jedoch setzten sich Ignoranz und Aberglaube durch. Jede Form von Kultiviertheit und Gelehrsamkeit wurde in dieser finsteren Periode mit Mißtrauen beäugt und verurteilt.
Barbara Walker[20] kommt zu der interessanten und sehr originellen These, daß der Grund für diese Finsternis des Mittelalters in nichts anderem liegt als im Christentum selbst. Die Christen waren energisch und unnachgiebig gegen jede Bildung eingestellt und sahen in der Verbreitung des Wissens das Zeichen des Antichristen und den Anfang vom Ende der Welt. Kaum hatte sich die Kirche etabliert, verbot sie folgerichtig auch den Unterricht des einfachen Volkes, aus Angst, die Bildung könnte die Menschen dazu bringen, die christlichen Lehren zu hinterfragen. Denn wie es ein

Christ einmal ausdrückte: »Diejenigen, die am wenigsten von den Grundsätzen der Religion verstehen, sind die festesten und inbrünstigsten Gläubigen«.[21]

Die Kirchenväter organisierten in großer Zahl öffentliche Bücherverbrennungen und Zerstörungen von Bibliotheken und Schulen. Gegen Ende des fünften Jahrhunderts schließlich war das Studium der Medizin sowie der Philosophie, Mathematik und der Geographie verboten. Kein Christ durfte mehr Astronomie studieren, und die Astrologie galt als Werk des Teufels. Jede weltliche Literatur war als gottlos verschrien.

Die Kirche verfügte, daß alle Ansichten und Schulmeinungen, die von ihrer sehr strikten und enggefaßten Position abwichen, als häretisch und als Machwerk des Teufels zu gelten hatten. Die Evangelien, die Gott als Mutter darstellten und die Rolle der Frauen in der christlichen Bewegung oder ihren Beitrag zur Lehre Jesu aufzeigten, wurden aus dem Neuen Testament verbannt. Dieser wohlüberlegte und gut kalkulierte Auswahlprozeß wurde von verschiedenen christlichen Gemeinden vorgenommen und war gegen Ende des zweiten Jahrhunderts abgeschlossen. Zu diesem Zeitpunkt waren praktisch alle weiblichen Aspekte Gottes und des Göttlichen ausgemerzt. Diese verbotenen Bücher wurden als »häretische« oder »gnostische« Evangelien bekannt[22]. Sie enthielten unter anderem das Evangelium der Maria, das Evangelium des Thomas, das Evangelium des Philippus und das geheime Evangelium des Johannes. In all diesen Büchern wird das Weibliche als Ergänzung und zugleich polarer Gegenpol zum männlichen Prinzip dargestellt. Damals galt das Weibliche als integraler Bestandteil der Schöpfung Gottes, das dem Männlichen weder unter- noch übergeordnet war.

Die Kirche begann, alle Spuren der vorchristlichen Kultur, Religion und Philosophie auszulöschen und war dabei sehr erfolgreich. Nach der jahrelangen totalen und systematischen Zerstörung von Büchern, Pergamenten, Schriftrollen, Kunstwerken und Musikstücken war kaum mehr etwas von der einstigen großen Zivilisation Europas und des mittleren Ostens übriggeblieben. Der heilige Johannes Chrysostomos prahlt ganz unverhohlen: »Jede Spur der alten Philosophie ebenso wie der Literatur der alten Welt ist vom Angesicht der Erde getilgt.«[23]

Es kam zu einer systematischen Zerstörung heidnischer Tempel, auf deren Ruinen Kirchen und Klöster errichtet wurden. Die übrigen Gebäude, die ihren sakralen Wert nun verloren hatten, wurden von den Christen zu anderen Zwecken benutzt. Die Gold-, Silber- und Bronzekunstwerke wurden eingeschmolzen und zu Geldmünzen geprägt. Die Marmordarstellungen der alten Götter und Göttinnen landeten in den Kalköfen, um als Mörtel verwendet zu werden. Im vierten Jahrhundert hatte Rom noch 424 Tempel, schon ein Jahrhundert später waren sie alle zerstört. Eunapios, Priester des Eleusianischen Mysteriums, beschreibt dies als »eine geisterhafte und formlose Finsternis, die sich der Schönheit der Welt bemächtigt hat«.[24]

Die Kirche organisierte eine geschickt kalkulierte Kampagne, in der sie die eingängigeren Elemente des heidnischen Glaubens absorbierte und christlich umdeutete. So wurden beispielsweise wichtige heidnische Daten in den christlichen Kalender integriert. Aus dem heidnischen *Beltane* wurde Allerheiligen, und aus *Jul,* dem altgermanischen Fest zur Wintersonnenwende, Weihnachten. Wichtige heidnische Kultstätten wurden in Beschlag genommen und und wie in Glastonbury Kirchen auf ihnen errichtet. Christliche Heilige erschienen, um die heidnischen Götter zu ersetzen. Maria, die Mutter Jesu, zum Beispiel nahm die Stelle der ursprünglich fruchtbaren Himmelskönigin ein, wobei es bei ihr aber zu der aberwitzigen Konstruktion der jungfraulichen Gottesmutter kam, die sie als arme asexuelle Frau zeigt, die ohne Geschlechtsverkehr mit einem Mann ein Kind gebar.

Unter dem zunehmenden christlichen Einfluß verschwand der Respekt vor den alten Sitten, und die Gesellschaft begann zu zerfallen. Sie wurde korrupt. Inflation, Verbrechen und unmenschliche Steuern verbreiteten im einfachen Volk allgemeine Apathie und eine nihilistische Grundeinstellung. Das soziale Niveau sank, und das moralische Bewußtsein begann, rapide zu schwinden. Ganz Europa wurde von Pest, Hungersnöten und Epidemien erschüttert – und von sozialen Krisen. Die Reichen bluteten die übrige Bevölkerung aus, und die Armen rebellierten, indem sie die Straßen unsicher machten, raubten und plünderten.
Die Heraufkunft des Christentums bedeutete einen riesigen Rückschritt für die gesamte westliche Zivilisation. Die gesamte Bildung, Künste, Kultur und jede Art von kreativem Denken wurden verboten und unterdrückt. Die ehemals reiche und vielfältige Kultur degenerierte zu einer Anhäufung von Vorurteilen und Ignoranz.
Kein Berufszweig blieb von dieser Entwicklung verschont. Das nachfolgende Zitat von Martial zeigt deutlich, welches traurige Bild die meisten Menschen damals von der Medizin besaßen:

Arzt einst genannt, Diaulos nun,
bereitet er Menschen fürs Grab.
Ein weiser Mann, dem sein einstiges Tun
auch diese Stellung gab.[25]

In dritten Jahrhundert nach Christus brachen wiederholt Seuchen, Hungersnöte und Aufstände aus. Viele der Gebildeten flohen nach Persien, ins keltische Britannien und nach Indien, um der Verfolgung zu entgehen. Der persische König Sassan gründete eine große Medizinschule, die sich zu einem großen Teil aus den geflohenen europäischen Gelehrten rekrutierte. Als Kaiser Justinian die griechischen Schulen schloß, kam es zu einem regelrechten Exodus des gebildeten Standes.

Das Studium der Medizin war völlig verboten. Die Kirche lehrte, daß alle Krankheiten von Dämonen verursacht seien, die nur vom Klerus mit Hilfe von Zaubersprüchen und heiligen Reliquien exorziert werden könnten. Jeder, der ein wenig Bildung besaß, war verdächtig, und Unwissenheit wurde als erstrebenswertes Gut gepriesen. Sie stärkte den Glauben und förderte Angst und Bewunderung gegenüber all denen, die lesen und die Bibel verstehen konnten. Naturwissenschaft und die Medizin litten am meisten, denn Experimente und das abstrakte Denken hätten die christlichen Wahrheiten in Frage gestellt und so den Zweifel befördert. Obwohl bereits Jahrhunderte zuvor bewiesen worden war, daß die Erde rund ist, behauptete die Kirche, die Erde wäre eine Scheibe – und folgerichtig war sie es von diesem Zeitpunkt an auch. Wer das Gegenteil behauptete, war ein Ketzer. Es wurde auch gelehrt, daß Mäuse völlig asexuell aus vermodernder Erde entstünden, daß Wespen aus den Kadavern toter Pferde und Bienen aus toten Kälbern kämen, daß eine Krabbe sich in einen Skorpion verwandelt, wenn man ihr die Beine abschneidet, und daß man Skorpione machen könnte, wenn man Basilikum zwischen zwei Steinen verrieb.[26]

Unter solchen Bedingungen war ein Fortschritt der Wissenschaft natürlich undenkbar. Im Gegenteil, die Wissenschaft entwickelte sich in vielen Bereichen extrem zurück. Im Gebiet der Medizin etwa waren heilende Priesterinnen eine beliebte Zielscheibe für die Attacken der Kirche. Nicht genug, daß diese Frauen Heidinnen waren, sie waren zudem auch noch reich und pfuschten der Kirche ins Handwerk, in dem sie eine spirituelle Führerschaft beanspruchten.

Im frühen Christentum war es den Frauen noch erlaubt gewesen, als Heilerinnen und Ärztinnen zu praktizieren. Je stärker das patriarchalische Denken sich aber durchsetzte, desto mehr drängte es die ausgewogene Lehre Christi in den Hintergrund. Es wurde für Frauen immer schwieriger, den

Arztberuf oder überhaupt irgendeinen Beruf auszuüben. Dennoch gelang es einigen Frauen, die Hindernisse der Kirche zu umgehen. So gab es im keltischen Britannien viele verehrte und hochqualifizierte Ärztinnen. Leider aber existieren keinerlei Aufzeichnungen über diese Heilerinnen, und wir müssen auf die Mythen dieser Kultur zurückgreifen, um eine Ahnung davon zu bekommen, wie die Frauen damals bei ihrer Heilkunst zu Werke gingen.

KÖNIGIN ISOLDE VON IRLAND

Isolde war in ganz Irland wegen ihrer Heilkunst berühmt. Zu ihrer Zeit war England gerade der Nachbarinsel Irland unterworfen und mußte jedes Jahr einige Jünglinge als Steuer oder Abgabe an die Königin von Irland senden. In einem Jahr traf das Los den adeligen Jüngling Tristan. Er aber rebellierte gegen diese Entscheidung und duellierte sich, bevor er nach Irland überschiffen sollte, mit Isoldes Bruder Morolt. Tristan wurde in diesem Kampf schwer verwundet. Die Spitze von Morolts Schwert war vergiftet gewesen, und Tristans Wunde begann sofort zu schwären und zu eitern und gab einen schrecklichen Geruch ab. Seine einzige Chance, diese schreckliche Wunde zu heilen, so erfuhr er von den Iren, läge in Isoldes Heilkünsten.
Tristan wurde wegen seiner übelriechenden Wunde ein Ausgestoßener. In seiner Verzweiflung beschloß er, nach Irland zu reisen, um Isolde zu finden. Er verkleidete sich als Harfenspieler und setzte über. Die Iren, eine Nation von Barden und Liedermachern, nahmen ihn freundlich auf, und sein Ruhm verbreitete sich bald über die ganze Insel. Auch Königin Isolde hörte von diesem legendären Harfenspieler und bestellte ihn an ihren Hof, damit er ihr seine Harfenkünste beibrächte. Als er an ihrem Hof ankam, konnte sie jedoch seinen Gestank nicht ertragen und schickte nach ihrer Toch-

ter, die wie sie den Namen Isolde trug, damit sie seine Wunde heilte:

> Und diesen ganzen Tag legte sie ihm Pflaster auf, schon bald wich der üble Geruch aus seiner Wunde. In der nächsten Nacht wusch sie die Wunde mit ihren eigenen Händen mit Heilbalsam und versorgte sie mit einem wundersamen Verband, so daß sie schon nach kurzer Dauer die Schwellung und das Gift besiegt hatte. Im ganzen Reich der Heilkräftigen kannte niemand die Weisen und Mittel der Heilung so gut wie sie, denn sie wußte alle Krankheiten und Wunden zu heilen, von denen der Mensch befallen werden kann. Sie war in Kenntnis aller Wirkungen der Kräuter und der Wege, sie zum Guten zu nutzen, und wußte alle Mittel und Anwendungen, die zur Kunst des Heilens gehören. Sie wußte Beistand zu geben bei giftigem Gebräu und vergiftete Wunden zu heilen. Sie wußte gefahrvolle Schmerzen und Schwellungen aller Art zu kurieren und den Schmerz aus den Gliedern zu nehmen. Nirgends fand man einen begabteren Arzt, noch einen besseren Meister in der Kunst des Heilens.[27]

Tristan erholte sich rasch von seiner schrecklichen Wunde dank der Heilkraft dieser beiden Frauen.

MORGAN LE FAY

Morgan le Fay ist eine weitere Sagengestalt. Als Hohepriesterin von Avalon herrschte sie über die keltischen Mysterien, die mit König Artus und der Tafelrunde verbunden sind. Sie gilt als eine der letzten Priesterinnen der alten Religion. Marion Bradley beschreibt in ihrem Buch *Die Nebel von Avalon,* wie sich das Christentum unter den Händen Gwenhwyfars (Guenhuvara), der Frau von König Artus (Arthur), langsam in Britannien ausbreitet und die »alte Welt« verdrängt. Das Buch ist eine bewegende Darstellung dieses Kampfes zweier Weltsichten, in dem die christlichen Werte, Ansichten und Glaubenssätze den Sieg davontrugen – allerdings nicht durch die Kraft des vernünftigen Arguments, sondern durch Angst und Unterdrückung.[28]

Morgan le Fay war wie die alten Ägypterinnen und die klassischen Griechinnen Priesterin und Heilerin in einem. Sie kümmerte sich um das physische, geistige und seelische Wohlbefinden ihrer Schutzbefohlenen, was eine gründliche Kenntnis sowohl der Arzneikunst als auch der Heilgebete an die zuständigen Göttinnen voraussetzte. Mallorys *Morte d'Arthur* beschreibt, wie sie einige Ritter der Tafelrunde und König Artus selbst von ihren Leiden befreit.[29] Die Mythen von Avalon und Morgan le Fay wurden ursprünglich in mündlicher Form durch druidische Barden überliefert. Durch den christlichen Einfluß aber veränderten sie sich nach und nach. Morgan le Fay wurde die Rolle der heimtückischen bösen Hexe angedichtet, die den Sturz von König Artus herbeiführte und sich damit weit von ihrer ursprünglichen Identität als noble Priesterin entfernt hatte.

Zwei schriftliche Zeugnisse über die Heilmethoden dieser Zeit überdauerten diese finstere Periode. Das *Leech Book of Bald*, das etwa 900 n. Chr. verfaßt wurde, aber auf Materialien einer viel früheren Epoche zurückgreifen soll, und das Buch *Lacnunga*, das ebenfalls aus dem zehnten Jahrhundert stammt und unverkennbar heidnischen Ursprungs ist.[30] Beide Bücher müssen für gebildete Ärzte bestimmt gewesen sein, denn zur damaligen Zeit konnte kaum jemand lesen, und selbst viele Mönche und Nonnen waren Analphabeten. Aus den Rezepturen und Zaubersprüchen in diesen Büchern läßt sich deutlich erkennen, wie stark sich die Arzneikunst von den hochentwickelten Heilmethoden der Ägypter und Griechen entfernt hatten. Der folgende Zauberspruch, zur Heilung von Wunden verwendet, findet sich im *Leech Book of Bald*:

Ich habe gebunden um die Wunde
Nur den besten Heilverband,
Auf daß die böse Verletzung
Weder brenne noch platze,
Weder weiter fortschreite,
Noch werde faul und fahl,
Weder poche und klopfe,
Noch weiter sich entzünde
Oder tiefer sich eingrabe;
Auf daß, wer an ihr leide,
Zur Gesundheit wieder finde
Und nicht mehr Schmerzen leide
Als die Ähre in der Erde.

Dieser Zauberspruch »hilft« bei der »Wasserelfenkrankheit«, bei der der Kranke unter verfärbten Fingernägeln und tränenden Augen leidet und seine Augen krampfhaft zu Boden richtet. Bei den dafür benutzten Kräutern handelte es sich um Eibe, Lupine, Helenenkraut, Eibisch, Wermut und Erdbeerblätter.[31]

Das *Lacnunga* ist ein unverkennbar poetisches Werk, in dem die heilkräftige Zahl Neun eine besondere Rolle spielt. Der folgende Ausschnitt singt ein Lob an die neun heilenden Kräuter Beifuß, Wegerich, Wasserkresse, Atterlothe, Kamille, Nessel, Holzapfel, Kerbel und Fenchel.

Diese Neune
die neun Gifte besiegen.
Eine Schlange einst gekrochen kam
und zerriß einen Mann.
Daraufhin Wodan
Zauberzweige neune nahm
und die Schlange zerschlug,
daß sie in Neune zerbarst.

Nun diese neun Kräuter mit Macht sind versehen
gegen neun magische Auswürfe
gegen neun Gifte
gegen neun fliegende Übel
und gegen die verabscheuungswürdigen Dinge,
die das Land durchstreifen.
Gegen die roten Gifte
gegen die runlan (?) Gifte
gegen die weißen Gifte
gegen die blauen Gifte
gegen die gelben Gifte
gegen die grünen Gifte
gegen die trüben Gifte
gegen die braunen Gifte
gegen die purpurnen Gifte
gegen der Schlangen Übel
gegen des Wassers Übel
gegen der Dornen Übel
gegen der Disteln Übel
gegen die Übel des Eises
und gegen die Übel der Gifte.[32]

Mit dem zunehmenden Einfluß der christlichen Kirche wurden die ganzheitlichen Konzepte der heidnischen Medizin verdrängt. Der christliche Dualismus von Geist und Materie gewann die Oberhand. Die Kirche deutete den Körper als schwaches korruptes Fleisch und damit als Sitz alles Bösen, Niedrigen und Unspirituellen. Unter diesen Voraussetzungen mußte die Medizin natürlich leiden. Ihr Ansehen, aber auch das der sie Praktizierenden erreichte einen absoluten Tiefpunkt. Nach der christlichen Doktrin gelten Frauen als verderbt – und natürlich war die Kombination von Frau und Heiler abgrundtief diabolisch. Obwohl es zur damaligen Zeit keine aktive Verfolgung der Frauen gab (jedenfalls nichts, was sich auch nur annähernd mit der nachfolgenden gnadenlosen Hinschlachtung vergleichen läßt), sank doch der Stellenwert der Frauen unter dem Einfluß des Christentums dramatisch.

DIE HEILIGE BRIGITTE

Die heilige Brigitte (453–525) war eine Heilerin in Irland. Es ist nicht ganz klar, ob sie tatsächlich gelebt hat oder nur die christliche Adaption einer ursprünglich heidnischen Figur war, die als Musterbeispiel einer christlichen Heiligen herhalten sollte. Sie ist vermutlich mit der heidnischen Brigida verwandt, deren Fest am keltischen Tag des *Imbolc*, dem ersten Februar, begangen wurde. Die Iren nannten sie *Mary of the Gel* und sahen in ihr und dem heiligen Patrick die Stützpfeiler, auf denen das Land ruhte. In der heidnischen Zeit wurde das unauslöschliche Feuer der Brigida von zwanzig Jungfrauen in Gang gehalten. Es war von einer kreisrunden Hecke umgeben, in die kein Mann Einlaß erhielt. Wenn es trotzdem einer wagte, so war er der göttlichen Rache ausgesetzt. Dieser Kreis war ein sehr heilkräftiges Heiligtum. In ihm wurden Leprakranke kuriert, Lahme lernten wieder laufen, und Blinde erhielten ihr Augenlicht zurück. Die christliche Brigitte soll die Tochter einer druidischen Priesterin gewesen sein. Sie wurde zum Christentum bekehrt und praktizierte als Hebamme und Ärztin. Sie wirkte in Kildare, wo sie sich um die Armen und Kranken kümmerte.

EUDOKIA

Im Jahre 420 gründete Kaiserin Eudokia, die Frau von Theodosius, in Jerusalem ein Hospital und zwei Medizinschulen, eine davon in Syrien, die andere in Edessa (Mesopotamien). Sie war Nestorianerin, eine Anhängerin des heiligen Nestorius, der ein sanftes, friedfertiges Christentum predigte. Der etablierte paulinische Zweig der Kirche versuchte, die Nestorianer aus Edessa zu vertreiben. Sie wurden von den patriarchalischen, frauenfeindlichen Anhängern des heiligen Paulus als Bedrohung angesehen. Eudokia verlegte die Schule schließlich von Edessa nach Persien, wo die Königin (ihr Name ist uns nicht erhalten) sie freundlich aufnahm und mit jeder erdenklichen Hilfe unterstützte. Eudokia ließ sich aus Griechenland medizinische Texte kommen, und die Schule erwarb sich mit der Zeit einen herausragenden Ruf. Die Herrscherin finanzierte persönlich die Übersetzung vieler medizinischer Texte und gründete Kliniken für die Armen und Bedürftigen.

Radegund

Radegund war Prinzessin von Burgund. Sie wurde dem fränkischen König Chlothar (497–561) als Kriegsbeute überreicht, der sie zu seiner fünften Frau nahm. Wütend und verzweifelt über ihr Schicksal widersetzte sie sich dem König, wo immer sie konnte. Sie beschloß, Medizin zu studieren, und eröffnete im Palastbezirk ein Hospital für Leprakranke. Es sollte schon bald die Armen, die Lahmen und Bettler der Umgebung an ihren Hof ziehen. Radegund wollte der Heirat entgehen und Nonne werden, oftmals der einzige Weg, der adeligen Frauen blieb. Aber der Bischof fürchtete das berüchtigte Temperament des Königs und lehnte ihre Bitte ab. Chlothar war zutiefst gekränkt darüber, daß seine Frau ihn loswerden wollte, und ließ zur Strafe und ihr zur Warnung Radegunds Bruder töten. Daraufhin floh sie aus Chlothars Palast und fand 542 Unterschlupf bei ihrer Freundin Cesaria in einem Kloster in Poitiers.
Schließlich fügte der Bischof sich dem ständigen Druck

Radegunds und entsprach ihrer Bitte, Nonne werden zu dürfen. Sie zog in die Abtei des Heiligen Kreuzes, das sowohl Mönche als auch Nonnen beherbergte. Es handelte sich um ein geschlossenes Kloster, das heißt, jeder Kontakt nach außen war den Nonnen untersagt. Radegund wurde Äbtissin dieses Klosters, das sich unter ihrer Führung zu einem Bildungszentrum entwickelte. Die reichen Edelfrauen der Umgebung und Chlothar, der sich schließlich mit der Entscheidung seiner Frau abfand, finanzierten es. Radegund selbst verkaufte ihre ganzen Juwelen, um von dem Erlös ein Hospital zu errichten. Sie bildete mehr als fünfhundert Nonnen in der Kunst des Heilens aus. Als sie 587 starb, kamen Hunderte zu ihrer Beerdigung. Man sagt, an ihrem Grab seien Wunderheilungen geschehen.

Religiöse Orden übernahmen damals einen großen Teil der ärztlichen Versorgung. Die Klöster besaßen Apotheken und Kräutergärten, aus denen sie die Bestandteile für ihre Rezepte gewannen. Jede Heilbehandlung wurde mit einer religiösen Komponente versehen. Reliquien, Rosenkränze und Gebete waren damals ebenso in Gebrauch wie Talismane und Zaubersprüche gegen das Wirken des Teufels.

HILDA VON WHITBY

Hilda von Whitby (614–680) ist eine der vielen Nonnen und Ärztinnen, die die antike Tradition der Priester-Heilerin fortführten. Sie kam als angelsächsische Prinzessin zur Welt und war die Nichte von Edwin von Northumbria. Hilda konvertierte zum Christentum und wurde im heutigen Hartlepool geweiht. Sie wurde dort 648 Äbtissin des Konvents und war die erste Nonne, die in Britannien ausgebildet wurde. 657 baute sie ihre Abtei in Whitby, wo sie dreißig Jahre lang Theologie, Grammatik, Musik, die bekannten Künste und Medizin lehrte und praktizierte. Hilda bildete fünf Bischöfe aus und war ein strahlendes Licht in der neuen Kirche. Sie war eine begabte Heilerin und nahm sich persönlich der Kranken an, die in ihr Hospital kamen, das sie in dem Konvent gegründet hatte.

Mildred

Auch Mildred, die im siebten Jahrhundert lebte, war Äbtissin. Sie erhielt von Egbert von Kent ein Stück Land, auf dem sie ein Konvent gründete. Dort errichtete sie ein Krankenhaus für die Armen der Umgebung. Sie soll Hunderte von Pfarrkindern mit ihren Fähigkeiten kuriert haben. Alle, die mit ihr in Berührung kamen, verehrten, ja vergötterten sie. Nachdem sie gestorben war, benutzte man den Staub ihrer Grabstätte, um damit einen Heiltrank gegen die unterschiedlichsten Krankheiten herzustellen.

Arabische Einflüsse

Als die Mauren 800 n. Chr. Spanien eroberten, wiesen sie einheimische Spanierinnen in ihre Heilkünste ein, insbesondere in die Geburtshilfe und die Alchemie – beides Spezialitäten der Araber. Dieser Schritt war notwendig gewesen, denn nach den religiösen und sozialen Vorstellungen des Islams durfte kein männlicher Arzt Frauen behandeln.
Die Ärzteschule von Bagdad soll 6000 Schüler beiderlei Geschlechts gehabt haben. Auch in Cordoba, Kairo und Toledo gab es blühende Schulen. Der große arabische Arzt Rhazes (860–932), der die europäische Medizin so nachhaltig beeinflußte, gestand einmal, daß er eifersüchtig auf die Heilfähigkeiten der Frauen sei, und gab unumwunden zu, so manches neue Rezept von ihnen erfahren zu haben. Frauen, so meinte er, verfügen zwar kaum über medizinische Kennt-

nisse, besitzen aber eine ausgesprochene intuitive Einsicht. Sie seien oft gerade dort erfolgreich, wo Männer es versäumt hätten, Freundlichkeit und Optimismus zu zeigen; die große Demut, die Männern oft fehlte, komme ihnen bei ihren Heilkünsten sehr entgegen.

3
Trotula von Salerno

Wohl keine Ärztin hat solche Kontroversen ausgelöst wie Trotula von Salerno. Man hat ihr viele Bezeichnungen zukommen lassen, darunter so gegensätzliche wie »erste Professorin der Medizin« und »verrückte alte Hebamme«. Seit dem 16. Jahrhundert streiten sich die Historiker und Hebammen, finden sie Belege für ihre Existenz oder Nichtexistenz, loben ihr Werk in den Himmel oder lehnen es in Bausch und Bogen ab.

Das Athen der zwei Sizilien

Salerno, in der Nähe von Neapel in Süditalien gelegen, war wegen seiner Heilbäder von jeher als Kurort berühmt. Als Athen der zwei Sizilien bekannt, war die Stadt dem Phoebus heilig, Amme der Minerva und ein Treffpunkt für Kaufleute, Gelehrte, Invaliden, Kreuzfahrer, aber auch Räuber, Piraten, Wikinger und andere marodierende Banden. Ursprünglich von den Griechen gegründet, wurde es später von den Normannen erobert und schließlich Heimat der vielen arabischen Studenten, die sich in seinen Schulen tummelten. Das medizinische, chemische und alchemistische Wissen teilte man bereitwillig mit den Juden, die die Manuskripte in viele der Sprachen übersetzten, die in den Seehafen strömten.

Wegen seines Klimas, seiner Mineralquellen und seiner Ärzte war Salerno im Mittelalter berühmt. Es galt als Stadt des Hippokrates. Die Kranken, die Armen und Lahmen drängten sich an seinen Toren, um Linderung für ihre Leiden zu finden. Salerno wurde eine berühmte Heilstätte, und seine Krankenhäuser erlangten weltweite Reputation.

Die Medizinschule von Salerno galt wegen ihrer hervorragenden Ausbildung überall als beste europäische Medizinschule. Hier lebte die Lehre des Hippokrates wieder auf, dessen Werke in so mancher Dachstube des alten Seehafens übersetzt wurden. Schließlich war Salerno ein internationaler Umschlagplatz für medizinische und wissenschaftliche Manuskripte, die massenhaft mit den Schiffen in den Hafen kamen. Die Stadt war ein kultureller Schmelztiegel.

Bevor man das Studium der Medizin aufnehmen konnte, mußte man einen dreijährigen Kurs in Philosophie und Literatur absolvieren. Das Medizinstudium selbst war lang und äußerst gründlich und verlangte den Studenten so manches mühsame und strenge Examen ab. Der Kurs dauerte fünf Jahre und wurde durch ein medizinisches Praktikum bei einem Arzt ergänzt.

Auch Frauen durften in Salerno studieren. Die Universität war zur damaligen Zeit die einzige Medizinschule, in der auch Frauen, Juden und Moslems willkommen waren. Hier wurden die berühmten Frauen von Salerno *(Mulieres Salernitanae)* ausgebildet, die dann als Ärztinnen arbeiteten und theoretisch wie praktisch als Professorinnen der Medizin gewirkt haben sollen.

Die Trotula-Debatte

Die bekannteste und erfolgreichste Ärztin unter den Frauen von Salerno war Trotula. Sie soll im elften Jahrhundert gelebt haben, obwohl ihr genaues Geburtsdatum unbekannt ist. Man glaubt, daß sie in Salerno den Lehrstuhl für

Medizin innehatte und gleichzeitig eine umfangreiche ärztliche Praxis leitete. Sie schrieb viele medizinische Werke und verfaßte wie ihr Mann Aufsätze für das wohl berühmteste medizinische Werk der damaligen Zeit, die Enzyklopädie *Regimen Sanitas Salernitanum.*

Keine andere Ärztin hat solche Kontroversen und derart starke Empfindungen ausgelöst wie Trotula. Viele männliche Ärzte sind überzeugt, daß es sich bei ihr um einen Mann handelt oder daß es sie niemals gegeben hat. Alle Frauen allerdings, die sich eingehend mit ihrem Leben beschäftigt haben, darunter Kate Campbell Hurd-Mead, Elizabeth Mason-Hohl und Margaret Alic, liefern genügend überzeugende Beweise dafür, daß Trotula eine Frau war und die ihr zugeschriebenen Werke auch tatsächlich verfaßt hat.

Vergegenwärtigt man sich, wie Geschichtsbücher bis noch vor kurzem geschrieben wurden, nämlich ausschließlich von männlichen, christlichen Vertretern der weißen Mittelklasse, so verwundert es kaum, daß die Existenz einer Frau solchen Ranges als äußerst unwahrscheinlich, wenn nicht gar als ausgeschlossen betrachtet wurde. Trotula galt jahrhundertelang als absolute Autorität in der Medizin, ihre Werke wurden immer wieder veröffentlicht und waren Bestseller. Margaret Alic[33] vermutet, daß sie 1097 starb und zusammen mit ihrem Mann und ihren zwei Söhnen die medizinische Fakultät leitete, nachdem diese im elften Jahrhundert neu organisiert worden war. Sie hat vermutlich gemeinsam mit ihrem Mann an der von der Medizinschule veröffentlichten *Practica Brevis* gearbeitet.

DIE SCHRIFTEN DER TROTULA

Das bekannteste der ihr zugeschriebenen Werke ist eine Schrift über Frauenkrankheiten, das *Passionibus Mulierum Curandorum,* das mit der Formel »cum auctor« beginnt und in akademischen Kreisen auch oft so bezeichnet wird. Das Buch ist auch als *Trotula Major* bekannt. Die Probleme, eine Frau des elften Jahrhunderts als Autorin dieses Werkes anzuerkennen, hängen zum Teil mit seinen sehr unverhüllten und intimen Themen zusammen. Die Beschreibungen der weiblichen Anatomie und Sexualität haben die männlichen Historiker an einer weiblichen Autorschaft zweifeln lassen. Besonders Historiker des 19. Jahrhunderts taten sich sehr schwer damit, die offene und oft derbe Behandlung sexueller Probleme mit ihrem zeitgenössischen Frauenbild in Einklang zu bringen. Gleichzeitig aber wußte, wie John Benton betont, gerade der mittelalterliche Mann »kaum etwas über die weibliche Physiologie; was nicht selten zu großen Problemen führte«[34]. Er berichtet zum Beispiel von einem Mann, der nach dem Geschlechtsverkehr feststellte, daß sein Glied voller Blut war, und darüber fast zu Tode erschrak, weil er sich den Grund dafür nicht erklären konnte.[35] Männliche Ärzte nahmen damals keine genaueren Untersuchungen ihrer weiblichen Patienten vor und waren auch bei Geburten nicht zugegen. Sie hatten also gar keinen Zugang zu einem derart detaillierten Wissen, wie es in Trotulas Werk zu erkennen ist. Vermutlich schrieb sie das Buch sogar, um ihre männlichen Kollegen über Aufbau und Funktionieren des weiblichen Körpers aufzuklären. Margaret Alic bemerkt hierzu:

> Trotulas unverhüllte Beschreibungen der Geschlechtskrankheiten scheinen die viktorianischen Geschichtsschreiber des frühen zwanzigsten Jahrhunderts schokkiert zu haben (...) Mittelalterliche Leser aber hatten keinerlei Mühe, offen über Sexualität zu reden.[36]

Ein anderes Buch Trotulas, *De Aegritudinum Curatione* oder *De Ornatu Mulierium,* ist eher ein kosmetisches Rezeptbuch. Es ist auch als *Trotula Minor* bekannt und ent-

hält Rezepte gegen Skrofel, Läuse und verschiedene Verletzungen. Im Laufe der Zeit sind *Major* und *Minor* zu einem Werk vereinigt worden. Wenn man heute von der »Trotula« spricht, so ist genau dieses vereinigte Werk gemeint. Ihre übrigen Arbeiten sind uns nicht erhalten geblieben.
Salvator de Renzi schrieb im 19. Jahrhundert in Salerno über Medizin. Er vermutet, daß nur ein Bruchteil ihres Werkes überliefert worden ist und der weitaus größte Teil ihrer klinischen und medizinischen Schriften verloren ging. Pascal Parente gelangt ein Jahrhundert später zur selben Ansicht: »Nur fragmentarische Kapitel von Trotulas umfangreichem Werk sind erhalten geblieben.«[37] Herman Rudolf Spitzner zählt die Namen von neunzehn ihrer Werke auf, die auf das 13. Jahrhundert datiert wurden.[38] Sie befinden sich in unterschiedlichen Bibliotheken in Frankreich, Deutschland, Belgien, Österreich, Oxford und Cambridge.[39]
Trotula wird auch in Chaucers *Canterbury Tales* erwähnt, in denen die Frau von Bath das Buch beschreibt, das ihr Mann »zur Muße und Erholung« las. Es war ein Band, der Tertullian, Trotula und Helois enthielt. (Die Erzählung der Frau von Bath, V. 684)
Es ist uns auch die Geschichte von einem wandernden Spielmann des 13. Jahrhunderts überliefert, der sich der Menschenmenge mit folgenden Worten vorstellt:

> Gute Leute, ich bin keiner dieser Vagabundenprediger oder windigen Kräuterheiler..., die mit ihren Kistchen und Beutelchen herumziehen und sie auf Teppichen feilbieten. Nein, ich bin ein Schüler der großen Dame mit Namen ›Trotula von Salerno‹, die Wunder jeglicher Art vollbringt. Und wisset wohl, sie ist die weiseste Frau in allen vier Winkeln dieser Welt.[40]

In einer wissenschaftlichen Enzyklopädie aus dem 13. Jahrhundert heißt es: »Ärzte, die unwissend waren, holten sich Autorität und ein großes Maß an fundiertem Wissen« bei Trotula. Nicht zuletzt deswegen, »weil sie eine Frau war. Frauen waren einer Frau gegenüber viel eher bereit, ihre innersten Gedanken mitzuteilen und sie über die Zustände ihres Leibes in Kenntnis zu setzen.«[41]

Die Gynäkologie in Trotulas Werk zeigt einen deutlichen Fortschritt der zeitgenössischen Praxis, besonders in der Behandlung und Versorgung von Dammrissen bei der Geburt. Auch ihre professionelle und wenig emotionale Betrachtungsweise solch sensibler Bereiche wie Schwangerschaftsabbrüche zeigt, daß Gynäkologie und Geburtshilfe einen wesentlichen Teil ihrer Arbeit ausmachten. John Benton schreibt:

> Ein besonderes Merkmal dieser drei Abhandlungen, die traditionell der Trotula zugeschrieben werden, ist, daß sie oft kopiert wurden und weit verbreitet waren. Die heute vorliegenden, fast hundert Manuskripte belegen, daß ihre gynäkologischen Schriften zu den Standardtexten der spätmittelalterlichen Medizin gehörten.

Und er fährt fort: »Niemand bezweifelte, daß es sich bei diesen Abhandlungen um die Schriften einer Frau handelt.«[42]

Charles und Dorothy Singer, zwei sehr angesehene Historiker, die sich Anfang der zwanziger Jahre mit der Geschichte der medizinischen und wissenschaftlichen Literatur auseinandergesetzt haben und zu den modernen Skeptikern zählen, versuchten eine literarische Rekonstruktion der Medizinschule von Salerno. Sie kamen dabei zu dem Ergebnis, daß die Werke der Trotula von einem Mann namens Trottus geschrieben worden seien und daß Trotula nur ein Kopierfehler seines Namens sei. Sie behaupteten, Trotula diene lediglich als Titel seines Gesamtwerks.

> Die erste Professorin ist durch die ungalanten Mythenstürmer nicht nur ihres Lehrstuhles beraubt worden... Die gute Frau Trotula ist schon vor langer Zeit als ›Dame Trot‹ ins Reich der Märchen verbannt. Ach, leider hat sie nie existiert.[43]

Viele Doktorinnen sind diesen Versuchen, Trotulas Beitrag zur Frauenmedizin herunterzuspielen, beherzt entgegengetreten. Kate Campbell Hurd-Mead etwa argumentiert:

> Für keine Doktorin des zwanzigsten Jahrhunderts gibt es irgendeinen vernünftigen Grund, warum ein Werk mit so unverkennbar weiblichen Zügen wie TROTULAS nicht von einer Frau geschrieben worden sein sollte. Es zeigt auf jeder Seite die sanfte Hand des weiblichen Arztes. Es ist voller gesunden Menschenverstandes, praktisch orientiert und für seine Zeit sehr modern.[44]

Trotulas medizinische Schriften

Für Trotula war das Wohlbefinden ihrer Patienten das Wichtigste. Sie glaubte an eine sanfte Vorgehensweise und verordnete deswegen viele Heilbäder und Diäten. Wenn es kalt und feucht war, zündete sie im Haus ein Feuer an. Das Gesicht des Patienten wurde mit süßlich riechenden Extrakten besprenkelt. Bei übelriechenden Geschwüren empfahl Trotula Rosenöl. Sie setzte auf lange Genesungszeiten und stellte, wenn möglich, optimistische Prognosen auf. Sie benutzte einfache Arzneien, zumeist in Sirup gekochte Kräuter. Die verschiedenen Farben dieser Arzneien entsprachen unterschiedlichen Krankheiten. Am wichtigsten bei der Verschreibung der Mittel war ihr, dem Patienten Zuversicht und Hoffnung zu geben. Auch zu ihrer Zeit war die Psychologie die hilfreiche Magd der Medizin.

Trotulas Buch *Passionibus Mulierum Curandorum,* das 63 Kapitel umfaßt, gibt einen guten Überblick über ihr medizinisches Schaffen.[45] Im ersten Kapitel behandelt es die Monatsblutung und die Bedeutung und Ursache des leichten bzw. starken Blutflusses. Weitere Themen sind Empfängnis, Schwangerschaft und Geburt. Dem folgt ein Abschnitt über allgemeine Krankheiten. Das Buch schließt mit Rezept und Formel für ein Lebenselixier. Der größte Teil der Arzneien besteht aus Kräutern, Gewürzen und Naturölen. Aber auch aus Tieren bereitete Heilmittel wurden von ihr verschrieben. Für eine bessere Empfängnis etwa rät sie dazu, am Ende der Periode pulverisierten und mit Wein vermischten Hoden von Wild- oder Hausschweinen zu trinken[46]; unverkennbar eine Vorform der Hormonbehandlung gegen Unfruchtbarkeit, denn der Hoden enthält das Hormon Testosteron, das den Hormonhaushalt reguliert.
Trotula verbindet Wissenschaft und Magie. Ihr Rezept zur Schwangerschaftsverhütung hat zum Beispiel durchaus Ähnlichkeiten mit den Praktiken eines Zauberers:

> Lege so viele Körner der *cataputia* oder der Gerste auf die Nachgeburt, wie die Jahre betragen, die sie ohne Empfängnis bleiben will. Will sie für immer unfruchtbar bleiben, so soll sie eine ganze Handvoll darauf legen.[47]

Der Großteil ihrer Rezepte besteht aus einfachen, vernünftigen Mitteln, die mit einer sanften, fürsorglichen Behandlung des Patienten gekoppelt werden. In einem Abschnitt des Buches beschreibt Trotula, wie sie bei ihrer Arbeit vorgeht und das für die jeweilige Krankheit richtige Heilmittel herausfindet. Der folgende Fall stammt aus Kapitel XX ›Über Vorfälle, die die Frau nach der Geburt betreffen können‹:

> Einmal litt ein Mädchen an starken Blähungen, die sehr

an die Symptome eines Darmbruches erinnerten. Als ich sie sah, erwachte mein Interesse aufs äußerste, und ich bestellte sie in mein Haus, damit ich in Ruhe den Grund für ihr Leiden suchen konnte.
Als deutlich wurde, daß der Schmerz nicht von einem Darmbruch oder einer Schwellung des Bauches herrührte, sondern von starken Blähungen, ließ ich ihr ein Bad aus gekochter Malve und gerupfter Wolle herrichten. Die Patientin wurde hineingesetzt und die betroffenen Körperpartien ausgiebig mit Massagen behandelt. Ich ließ sie eine lange Zeit in dem Bad, und als sie herauskam, machte ich ihr eine Packung aus Tapsumsaft, wildem Raps und Gerstenmehl. Die Packung wurde heiß aufgelegt, um ihre Blähungen zu beruhigen. Später ließ ich sie im Bad aufrecht stehen. Auf diese Weise wurde sie geheilt.[48]

In Trotulas Vorgehen erkennt man hier sowohl die Wissenschaftlerin als auch die Heilerin.
Trotula geht in ihrem Buch sehr genau auf Krankheiten und Heilmittel für Neugeborene ein. Auch Empfängnisprobleme diskutiert sie. Einige Frauen, so vermutet sie, können nicht empfangen, weil sie entweder zu dick oder zu dünn sind. Andere haben eine Gebärmutter, die den Samen nicht halten kann, oder der Samen des Mannes ist zu dünn und schlüpft wieder heraus. »Es ist also offensichtlich, daß die Empfängnis ebenso häufig durch Probleme auf seiten des Mannes wie auf seiten der Frau verhindert wird.«[49]
Eine für das Italien des elften Jahrhunderts sehr radikale Ansicht. Damals trug die Frau als ›Gefäß‹ des männlichen Samens die alleinige Verantwortung. Der Mann zeugte zwar den Fötus, aber die Frau war sein Erhalter. Zu behaupten, der Mann könne für die Unfruchtbarkeit verantwortlich sein, war eine neue und bahnbrechende Erkenntnis.
Trotula bemerkt zur männlichen Sterilität:

> Wenn die Empfängnis durch Probleme des Mannes ausbleibt, liegt das daran, daß der Samen nicht genug Kraft besitzt, entweder durch eine Störung des Organs oder durch zu geringe Hitze... Wenn der Grund schadhafter Samen ist, zeigt sich das daran, daß der Mann bei der Kopulation keinen oder zuwenig Samen ausscheidet.[50]

Für diesen Fall empfiehlt sie samenmehrende Mittel wie Gilgenwurzel und Pastinak. Sie erfand auch einen Test, um zu entscheiden, ob der Mann oder die Frau unfruchtbar ist. Dazu wurden zwei Krüge mit Kleie gefüllt und der Urin des Mannes und der Frau jeweils in einen der Krüge gefüllt. Das Ganze wurde acht bis neun Tage stehen gelassen. Ist einer der beiden unfruchtbar, dann werden sich in seinem Krug nach dieser Zeitspanne Würmer ausbilden. Wenn aber die Kleie noch immer in Ordnung ist und sich keine Würmer entdecken lassen, ist keiner von beiden unfruchtbar.[51]
Trotulas Einsicht in Rolle und Funktion des männlichen Spermas bei der Fortpflanzung war in der damaligen Zeit alles andere als Gemeingut. Es ist erstaunlich, daß sie so früh schon das modern Denken vorwegnimmt, für das ja Konsistenz der Samenflüssigkeit und Anzahl der Spermien bei der männlichen Fruchtbarkeitsbehandlung entscheidend sind. Trotula beschreibt auch die Veränderungen der Scheidenflüssigkeit beim Eisprung. Sie wird flüssiger und erleichtert es dem Sperma, die Vagina hochzuschwimmen. Die Flüssigkeit kann aber auch zu glitschig werden, so daß sie den Samen nicht ›festhalten‹ kann. Ist die Gebärmutter zu heiß, so kann sie kein günstiges Klima für die Ausbildung des Fötus liefern; es kommt zu einer Fehlgeburt.

Die Physiologie des Körpers wird in den Begriffen der Humoralpathologie, der Lehre von den Körpersäften, beschrieben, die schon Jahrhunderte in Gebrauch war, bevor Galen sie niederschrieb.[52]

> Er (Gott) machte die Natur des Mannes heiß und trocken und die der Frau kalt und feucht, damit die Inbrunst der gegenseitigen Umarmung durch das Zusammenwirken gegensätzlicher Eigenschaften etwas eingedämmt werde ... Da Frauen von Natur aus schwächer sind als Männer, ist es nur natürlich, daß sie öfter von Krankheiten aufgesucht werden, besonders die Organe, die an den Prozessen der schöpferischen Natur beteiligt sind. Da diese Organe nun aber in zurückgezogenen Körperpartien liegen, wagen es Frauen aus Schamgefühl und wegen der Zartheit und Delikatheit der Körperregion nicht, ihre Schwierigkeiten und Krankheiten einem männlichen Arzt vorzutragen. Deswegen begann ich aus Mitgefühl für diese Frauen und auf Bitten einer bestimmten Schwester, die häufigsten Krankheiten des weiblichen Körpers sorgfältig zu studieren.[53]

Trotula beschreibt hier die Motive, aus denen sie Medizin studiert und praktiziert. Sie ähneln denen Agnodikes aus dem Rom des ersten Jahrhunderts. Trotula sah die Scham der Frauen mit gynäkologischen oder Entbindungsproblemen und verstand ihre Angst, sich männlichen Ärzten anzuvertrauen. Hierin lag ihre ›Berufung‹ zur Heilkunst. Als Frau hatte sie gegenüber ihren Patientinnen eine positivere Grundeinstellung. Für sie war die Monatsblutung eine Reinigung und Säuberung des Körpers. Sie nennt die Menstruationen ›Blüten‹: »Ebenso wie Bäume ohne Blüten keine Früchte tragen, können Frauen nicht empfangen, wenn sie nicht menstruieren.«[54]
Trotula zitiert in ihrem Text Galen und Hippokrates und zeigt so ihre Vertrautheit mit deren Werken. Sie war offenbar eine gebildete Frau und nicht bloß empirische Ärztin. Sie spricht von Galens Ansicht, daß Frauen mit engen Vulven und kleinen Gebärmuttern keine Gatten haben sollten, damit sie bei der Niederkunft nicht stürben. Ihr großes Ver-

ständnis der Physiologie zeigt sich in ihrer Beschreibung der embryonalen Entwicklung:

> Im ersten Monat kommt es zu einem kleinen Blutklumpen. Im zweiten bildet sich das Blut außer- und innerhalb des Körpers; im dritten werden Haare und Nägel gebildet. Im vierten Monat bewegt sich das Kind, weswegen der Mutter auch übel wird. Im fünften erhält das Kind Ähnlichkeit mit Mutter oder Vater. Im sechsten dann wachsen die Sehnen zusammen, und im siebten werden Sehnen und Knochen gestärkt. Im achten Monat setzt das Kind Fleisch an. Im neunten schließlich gelangt es aus der Dunkelheit ins Licht.[55]

Trotula erteilt auch Ratschläge für den Umgang mit schwangeren Frauen:

> Man gebe acht, daß in ihrer Gegenwart nichts erwähnt wird, was nicht vorrätig ist, denn wenn sie danach fragt und es nicht bekommt, kann es zu einer Fehlgeburt kommen.[56]

Diese Hypothese wird von neueren Untersuchungen gestützt. Emotionale Traumata können besonders in den ersten drei Monaten der Schwangerschaft zu Fehlgeburten führen. Auch für die Geburt selbst hat sie so manchen Ratschlag parat. So empfiehlt sie, den Bauch der Schwangeren mit Veilchenöl zu massieren und ihr nur leichte und bekömmliche Kost zu geben. Ihre Verhaltensregeln verraten ein ausgeprägtes psychologisches Verständnis: »Man führe die Schwangere langsam durch das Haus. Die Anwesenden sollen ihr auf keinen Fall direkt ins Gesicht sehen, denn Frauen werden bei und auch nach der Geburt sehr schnell verlegen«.[57]

Sie zitiert Hippokrates und seinen Rat, Frauen mit seltsa-

men Gelüsten, zum Beispiel nach Kalk oder Kohle, in Zukker gekochte Bohnen zu geben.[58]
Ihre Ratschläge an die Hebammen belegen, daß Trotula mehr ist als eine gewöhnliche Hebamme und die Geburtshilfe, das Kind zu drehen, verstand:

> Kommt das Kind nicht in der Weise zur Welt, wie es sollte, kommen also die Arme und Beine zuerst heraus, dann soll die Hebamme das Kind mit ihren schmalen und weichen Händen, die sie mit einem Sud aus Leinsamen und Kichererbsen befeuchtet hat, in die richtige Position zurückbringen. Ist das Kind tot, nehme sie Gartenraute, Beifuß, Absinth und schwarzen Pfeffer und gebe ein daraus bereitetes Pulver in Wein oder Wasser, das sie mit Lupine verkocht hat. Oder sie nehme zerstampftes Bohnenkraut und binde es auf den Bauch der Mutter, damit das Kind, ob tot oder lebendig, herauskomme.[59]

An anderer Stelle empfiehlt sie:

> Frauen in schweren Wehen soll auf die folgende Weise Linderung verschafft werden. Man bereite ein Bad und setze die Frau hinein; nachdem sie herausgekommen ist, soll sie zur Beruhigung und Linderung den Rauch von Weizen und ähnlichen Aromastoffen einatmen...
> Man provoziere bei geschlossenem Mund und zugehaltener Nase ein Niesen...
> Auch sollen alle Maßnahmen bei ihr Anwendung finden, die bisher als menstruationsauslösend beschrieben wurden. Sollte die schwere Geburt von einem zu engen Muttermund herrühren, wird die Behandlung schwerer als alle bisherigen sein... Die Frau soll in diesem Fall in den letzten drei Monaten der Schwangerschaft darauf achten, daß sie nur leichte und bekömmliche Nahrung zu sich nimmt, damit sich auf diese Weise ihre Glieder öffnen.[60]

Sie riet als geeignete Diät zu Eigelb, Fleisch und Brühe von Hühnern und kleinen Vögeln, Rebhühnern und Fasanen.
Trotula empfiehlt, dem gerade geborenen Kind die Augen zu bedecken und dafür zu sorgen, daß es keinem grellen Licht ausgesetzt wird. Sie schlägt auch vor, die Ohren des Babys öfter in die richtige Form zu pressen. Die Nabelschnur sollte etwa drei Fingerbreit vom Bauch abgetrennt werden.

> Man bringe verschiedenartige Bilder vor das Kind, ebenso Kleider mit unterschiedlichen Farben und Perlen. In seiner Gegenwart sollten Lieder mit angenehmer Stimme gesungen werden; niemand aber, der eine unschöne Stimme hat, darf singen. Auch sollen keine lauten Menschen in die Nähe des Kindes gelassen werden. Wenn die Zeit gekommen ist, daß das Kind zu reden beginnt, soll die Pflegerin seine Zunge mit Honig und Butter einsalben... Und in seiner Gegenwart soll häufig und nur freundlich gesprochen werden... Wenn die Zeit gekommen ist, daß das Kind alleine zu essen beginnt, gebe man ihm zylindrische Finger von Eichelgröße. Diese kann es in der Hand halten und damit spielen und das Essen davon ablecken und hinunterschlucken.[61]

Über Probleme nach der Entbindung sagt sie: »Der Mutterschoß wandert wie ein wildes Waldtier wegen der plötzlichen Entleerung umher und ruft so große Schmerzen hervor.«[62]
Gegen Dammriß empfiehlt sie die getrocknete Wurzel von schwarzem Brion und Zimt; beides soll zu einem Pulver verarbeitet und in die Vulva injiziert werden.
Für die Ausstoßung der Nachgeburt empfiehlt Trotula, »die Wurzel der Steinpetersilie und Lauchblätter zu nehmen. Wir entziehen ihnen den Saft, mischen ihn mit ein wenig Öl und geben der Patientin davon zu trinken. Dann legen wir Essig auf die Vulva, und die Nachgeburt kommt heraus.«[63]

Trotulas Arbeit war nicht auf die Gynäkologie beschränkt. Sie schreibt auch detailliert über die Diagnose verschiedener Krankheiten. Sie stellte anhand des Urins Diagnosen. Es gab 29 Unterscheidungsmöglichkeiten, die sich nach Farbe, Geruch, Zusammensetzung etc. richteten. Der Puls gab ihr Anhaltspunkte über den Kreislauf und das Herz des Patienten. Gesichtsfarbe, Zustand der Augen und Haut wurden zur Diagnose der Krankheitsursache herangezogen. Sie kannte fünf Anzeichen für den nahenden Tod und drei Arten von Krankheiten: vererbt, ansteckend und selbst erzeugt. Trotulas Diagnosen waren sehr exakt. So konnte sie zum Beispiel genau zwischen Malaria und Typhus unterscheiden, die Höhe des Fiebers ebenso wie den Zeitpunkt der Genesung bestimmen. Ruhr, so meinte sie, kommt entweder von gelber Galle oder von Schleim.[64] Bei letzterem hilft Thymianblüte; für den Fall, daß die Ruhr durch die Galle hervorgerufen wurde, empfiehlt sie rote Rosen in Regenwasser. Man sollte Seide oder Baumwolle in die Mixtur tunken und auf den Anus legen.

Trotula ermahnt ihre Studenten zur präzisen Beobachtung:

> Wenn ihr zum Patienten kommt, fragt ihn, wo der Schmerz sitzt, dann fühlt den Puls. Fühlt seine Haut, um zu sehen, ob er Fieber hat, fragt ihn, ob er friert, wann der Schmerz begann und ob er nachts schlimmer wird. Beobachtet seinen Gesichtsausdruck und fühlt, ob sein Bauch weich ist. Fragt ihn, ob er oft Wasser abschlagen muß, und untersucht seinen Urin genau. Sucht seinen Körper nach empfindlichen Stellen ab; solltet ihr nichts finden, fragt ihn, welchen Arzt er vorher aufgesucht und welche Diagnose dieser gestellt hat. Fragt ihn, ob er schon jemals ähnliche Beschwerden hatte und wann das war. Wenn ihr so auf die Ursache seiner Krankheit stoßt, wird es ein leichtes sein, die richtige Therapie zu bestimmen.[65]

Hurd-Mead sieht in Trotula den ersten Arzt, der über Kinderheilkunde als selbständigen Zweig der Medizin geschrieben hat. Ihr Einsatz von Opiaten zur Linderung des Geburtsschmerzes war ein strenger Verstoß gegen die kirchliche Lehre, nach der die Frau das Kind ohne Betäubung und unter Schmerzen zur Welt bringen sollte.
Trotula liefert uns ein umfassendes und weitreichendes Beispiel für mittelalterliche Heilkunst, wie sie aus der Perspektive einer Ärztin erscheint. Ihr großes Interesse für die Probleme und Leiden der Frauen zeigt, daß sie aus der Perspektive einer Frau schrieb, die genau wußte, was es bedeutet, Frau zu sein.

4
Hildegard von Bingen

Als Heilige, Mystikerin, Heilerin, Visionärin und Kämpferin nimmt Hildegard von Bingen einen herausragenden Platz in der Geschichte der weiblichen Mediziner ein. Sie hinterließ ein umfangreiches Werk über die unterschiedlichsten Themen, und das zu einer Zeit, in der nur wenige Frauen auch nur einen Brief verfassen konnten. Hildegard stand mit Päpsten, Kaisern und Königinnen in brieflichem Kontakt und war mit vielen von ihnen persönlich befreundet. Ihre Heilkunst und ihre originellen medizinischen Theorien machten sie berühmt und verschafften ihr überall Respekt. Sie war aber auch eine anerkannte und talentierte Künstlerin, Dichterin, Musikerin und verdienstvolle Komponistin.

Hildegards Leben

Hildegard wurde 1098 in Bermersheim im schönen Rheinhessen geboren. Sie entstammt einem bekannten Adelsgeschlecht und kam als zehntes und letztes Kind dieser Familie zur Welt. Nach eigener Aussage hatte sie schon im Alter von drei Jahren Visionen, die aber, selbst wenn sie am Tage auftraten, nicht mit Augen oder Ohren wahrgenommen werden konnten.

Als achtjähriges Mädchen wurde sie ins Kloster von Disibodenberg geschickt, um ihr Leben in der geschlossenen

Gesellschaft der Reklusen zu verbringen. Sie wurde dort in die Obhut der Jutta von Sponheim gegeben. Von den Reklusen wurde erwartet, daß sie ihr gesamtes Leben in ihren Zellen verbrachten. Es gab keinerlei Hoffnung, daß sie ihre Klause jemals würden verlassen können. Das Leben der Reklusen war von derart strenger Zurückgezogenheit, daß es als sicherer Weg ins ewige Seelenheil galt. Das Ritual, mit dem die Mönche Reklusen in die Zellen geleiteten, hatte große Ähnlichkeit mit den Begräbnisriten der Zeit. Sie lebten abgekehrt von allen weltlichen Dingen zur alleinigen Ehre Gottes. Die Klause bei Disibodenberg gehörte zum Orden der Benediktiner, ebenso wie das daran angeschlossene Kloster. Die Reklusen lernten die Psalmen auswendig; die Psalter waren die universale Fibel des Mittelalters, und auch weibliche Laien besaßen und lasen sie. Hildegard lernte mit Hilfe der Äbtissin Jutta lesen, die für ihre Erziehung verantwortlich war und von ihr sehr geliebt wurde. Musik gehörte von Anfang an zum Erziehungsprogramm. Hildegard wuchs mit einer einfachen Diät auf und war schlicht gekleidet. Sie aß im Winter eine Mahlzeit pro Tag und im Sommer zwei, meist Gemüse oder Obst mit Brot. Fleisch von Säugetieren war Kranken und stark Geschwächten vorbehalten. Ihre Hauptdiät bestand aus Bohnen, Eiern, Fisch und Käse.
Hildegards Tutor war der Mönch Volmar, einer der Magister des angeschlossenen Klosters. Mit ihm zusammen verfaßte sie ihre Bücher und schrieb ihre Visionen nieder. Das erste Buch, an dem sie arbeiteten, *Liber Scivias (»Wisse die Wege«)*, war eine Aufzeichnung ihrer Visionen. Hildegard war äußerst streng, was die Niederschrift ihrer Visionen betraf. Volmar durfte nur bei der Grammatik, auf keinen Fall aber inhaltliche Veränderungen vornehmen. Volmar war als Propst für das spirituelle Wohlergehen der Nonnen verantwortlich. Hildegard und er wurden bald gute Freunde. Wenn ihre Visionen wieder häufiger kamen und intensiver wurden, wandte sie sich an ihn.

Mit der Zeit wurde die Einsiedelei immer größer. Der Zustrom der vielen Frauen, die diesen Ort aufsuchten, veränderte seinen Charakter und ließ den ehemals strengen Rückzugsort zu einem normalen Benediktinerkloster werden. Mit fünfzehn Jahren wurde Hildegard dann zur Benediktinernonne geweiht. Ihre Ausbildung bei Volmar aber ging weiter, und ohne Zweifel war er es, der sie in die Medizin einführte. Die Benediktinermönche waren wegen ihrer medizinischen Fähigkeiten berühmt.
Als Jutta starb, übernahm Hildegard die Leitung des Klosters und wurde schließlich 1136 im Alter von 39 Jahren zur *Magistra* ernannt.
Der größte Teil ihrer Werke ist in lateinischer Sprache verfaßt. Sie waren also nur einer religiösen Elite zugänglich, da nur wenige Menschen außerhalb des Klerus diese Sprache lesen konnten. Hildegard hätte zu ihrer Zeit sicherlich als eine Intellektuelle gegolten. Der damals übliche Bildungsweg beinhaltete das Studium der Grammatik, wobei nicht nur die lateinische Syntax, sondern auch die Klassiker behandelt wurden. Dazu kamen Rhetorik, Dialektik und das Quadrivium, das Musik, Arithmetik, Geometrie und Astronomie umfaßte. Danach folgte das Studium der Theologie, des Kirchenrechts oder der Medizin. Frauen durften damals nicht an deutschen Universitäten studieren, deshalb war der religiöse Orden für sie der einzige Weg zu einer höheren Bildung.
Eine Möglichkeit, sich als Frau Gehör zu verschaffen, war, als Prophetin aufzutreten. Mangelnde Bildung war da kein Hindernis. E. Petroff schreibt dazu:

> Visionen verhalfen Frauen zu einer Machtstellung in der Welt ... Sie waren eine gesellschaftlich anerkannte Tätigkeit, die den Frauen die Chance bot, ihrer konventionellen weiblichen Rolle zu entfliehen ... Sie gaben ihnen die Kraft, innerlich zu wachsen und in der Welt zu wirken,

Konvente zu bauen, Krankenhäuser zu gründen, zu predigen und Ungerechtigkeit und Habgier, selbst in der Kirche, anzuprangern.[66]

Hildegard erhielt 1141 in einer ihrer Visionen die Anweisung, der Menschheit den Inhalt ihrer göttlichen Eingebungen mitzuteilen. Von diesem Zeitpunkt an begann sie, ihre Visionen mit Volmars Hilfe aufzuzeichnen und zusammenzustellen. Im Jahre 1147 schrieb sie an Bernhard von Clairvaux, einem der führenden Reformer des Zisterzienserordens, um Rat wegen ihrer Visionen zu erhalten. Er sprach mit Papst Eugen III., der zwei Delegierte losschickte, um eine Kopie ihrer bisher unveröffentlichten Schrift *Liber Scivias* anfertigen zu lassen. Papst Eugen war von dieser Arbeit so begeistert, daß er sie persönlich auf der Synode von Trier (1147/48) vorlas. Auch die Versammlung war sehr angetan, zumal Bernhard klar erkennen ließ, daß er die Visionen für echt hielt. Papst Eugen schrieb an Hildegard und erteilte ihr offiziell die päpstliche Erlaubnis weiterzuschreiben; von diesem Zeitpunkt an nahm ihr Ruhm stetig zu. Lynn Thorndike ist allerdings der Ansicht, »daß ihre heilerischen Fähigkeiten mehr zu dem allgemeinen Ruf ihrer Heiligkeit beitrugen als ihre Schriften«[67].

Die Kunde von dieser neuen Prophetin Gottes verbreitete sich rasch, und immer mehr Frauen wollten nun dem Kloster beitreten. Schließlich wurde ihre Zahl so groß, daß keine andere Alternative blieb, als umzuziehen. Hildegard hatte eine Vision, die ihr riet, mit ihren Anhängerinnen eine neue Heimstätte zu suchen.

1150 zog sie mit zwanzig Nonnen in die neue Abtei nach Rupertsberg um. Sie versuchte, von den Mönchen in Disibodenberg finanziell unabhängig zu werden, aber die ersten Jahre waren von schweren Entbehrungen geprägt. Es sollte noch bis 1158 dauern, bis die Besitzverhältnisse zwischen den beiden religiösen Häusern geregelt waren.

Das Leben in Rupertsberg folgte den Weisungen, die in Hildegards Visionen enthalten waren. Das Verhalten der Nonnen galt für die damalige Zeit als bizarr, ja skandalös. Die Frauen entwickelten ihren eigenen Stil, sich zu kleiden und Gottesdienste abzuhalten. Sie trugen zum Beispiel Stirnreife und Kronen, denn sie waren der Überzeugung, daß Frauen die himmlische Gottheit feiern sollten. Hildegard hatte Visionen von in Gold gekleideten Frauen, die köstliche Juwelen auf ihrem Haupt trugen und Kronen, in denen Edelsteine mit Rosen und Lilien verwoben waren. Sie war überzeugt, daß sie dadurch die harmonische Musik der himmlischen Sphären hören konnten. Nur Frauen von adeliger Geburt konnten dem Kloster beitreten. Hildegard sah die Hierarchie der menschlichen Gesellschaft als gottgewollt an. Die Menschen gehörten wie die Engel verschiedenen Ständen an, die alle gleichermaßen geliebt, aber nicht vermischt werden sollten. Hildegard war auch Musikerin und Komponistin. Sie sah in der Musik eine Möglichkeit, am himmlischen Leben selbst, an Sphärenmusik und Seelensymphonie teilzunehmen. Das Leben in der Abtei hatte eine starke mystische Note, wie Kleidung und Musik belegen. Die Frauen sprachen sogar ihre eigene Sprache, von der uns etwa 900 Wörter erhalten sind. Sie benutzten sie für die Dinge ihres alltäglichen Umgangs, ihre Kleidung, Kräuter, für die natürlichen und die himmlischen Dinge. Hildegard war eine Frau, die ihre Visionen lebte.

Hildegards Schriften

Hildegards Werk ist nicht einfach zu lesen, da ihr Stil recht komplex ist. Man hat darauf hingewiesen, daß ihre beiden medizinischen Arbeiten voller deutscher Formulierungen sind, die in ihren prophetischen Texten völlig fehlen.[68] Allerdings hat Hildegard für ihre medizinischen Arbeiten auch nie einen Anspruch auf göttliche Inspiration erhoben. Im Gegenteil: Sie sah die beiden Texte *Causae et Curae* und *Subtilitates* als Resultat ihrer Erfahrungen und ihrer eigenen Praxis.

Causa et Curae (dt. Heilkunde) ist ein in fünf Bücher eingeteiltes medizinisches Kompendium. Das erste Buch beginnt mit der Schöpfung der Welt und dem Fall Luzifers. Das zweite behandelt die himmlischen Dinge: Adam, Eva und die Sintflut. Es schließt sich eine Besprechung natürlicher Phänomene an. Mit dem dritten Buch beginnen die medizinischen Texte. Hildegard spricht darin von denen, die den Pfad der Wahrheit wandeln, und von den vier Elementen, die die Welt zusammenhalten und die Struktur des menschlichen Körpers bestimmen.[69]

Hildegard hat ein durchweg pragmatisches Bild von der Medizin und empfiehlt eine ausgewogene Diät, Ruhe, möglichst wenig Streß und eine gesunde moralische Lebensführung. Sie glaubt, daß unsere Körperflüssigkeiten ihren vorbestimmten Weg beibehalten, wenn unsere Taten gerecht sind. Konflikte dagegen greifen unsere hormonelle Balance und damit unsere Gesundheit an. Hildegards eigene Version davon, wie die Psyche unseren Körper beeinflußt, ist nichts anderes als eine frühe Form psychosomatischer Medizin. In *Causae et Curae* beschreibt sie, wie Leidenschaften, Zorn oder Gereiztheit den Körper beeinflussen[70]:

> Es ist schon mehrfach geschildert worden, in welcher Weise die Elemente die Welt in ihrem Zusammenhang halten; auf die gleiche Art und Weise sind die Elemente auch das Gefüge des menschlichen Organismus... Feuer, Luft, Wasser und Erde: diese vier sind nämlich im Menschen, und aus ihnen hat er seinen Bestand. Vom Feuer hat er die Wärme, von der Luft den Atem, aus dem Wasser Blut und aus der Erde die Gewebe.[71]

Sie gibt eine ausführliche Beschreibung der vier Temperamente:

DE SANGUINEA (DER SANGUINISCHE TYP)

Manche Frauen haben eine natürliche Anlage zur Beleibtheit und haben weiches und ergötzliches Fleisch; die Adern sind feingegliedert und führen reichlich reines Blut... Solche Frauen haben einen klaren und weißlichen Teint. In den Liebesumarmungen sind sie reizend und liebenswürdig; sie verstehen sich auf feinere Künste, und so sind sie mit ihrem Gemütszustand zufrieden. Bei der Menstruation leiden sie nur wenig am Blutfluß. Ihre Gebärmutter ist kräftig entwickelt und gebärfähig. So sind sie fruchtbar und können den männlichen Samen in sich aufnehmen. Sie bringen aber nicht sehr viele Kinder zur Welt. Wenn sie ohne Männer leben müssen und keine Kinder gebären können, leiden sie an mancherlei körperlichen Schmerzen. Wenn sie Männer haben, sind sie gesund.

DE FLEGMATICA (DER PHLEGMATISCHE TYP)

Nun gibt es andere Frauen, deren Muskelbau nicht besonders kräftig entwickelt ist, weil sie dicke Blutgefäße ausbilden, in denen gesundes, weißliches Blut fließt. Die helle Farbe kommt durch ein wenig Schleim zustande. Sie haben herbere Züge und eine dunklere Hautfarbe. Sie sind streng und praktisch veranlagt und legen eine etwas männliche Gemütsart an den Tag. Bei der Menstruation verlieren sie weder zuviel noch zuwenig Blut. Weil ihre Gefäße so gut entwickelt sind, sind sie äußerst fruchtbar und empfangen leicht, zumal auch die Gebärmutter und andere Eingeweide kräftig gebaut sind. Auf die Männer wirken sie sehr anziehend, und sie verstehen es auch, sie zu fesseln; deshalb mögen Männer solche Frauen. Wenn sie wollen, können sie sich von Männern fernhalten, ohne besonderen Schaden zu nehmen. Doch sie sind, wenn sie die Verbindung mit Männern vermeiden, häufig recht schwierig zu nehmen und unleidlich in ihren Umgangsformen. Konnten sie aber bei Männern sein, so werden sie, wenn sie keine Neigung zur Enthaltsamkeit mehr zeigen, oft zu üppig und schießen in ihrem Liebesbegehren den Männern gegenüber über das Ziel hinaus. Und weil sie etwas von der Mannesart an sich haben, wächst ihnen wegen der starken Lebenskraft, die sie besitzen, auch oftmals ein Flaum um das Kinn...

DE COLERICA (DER CHOLERISCHE TYP)

Sodann gibt es andere Frauen, die haben ein zartes Fleisch, aber groben Knochenbau, mäßig entwickelte Gefäße mit einem trockenen rötlichen Blut. Ihre Gesichtsfarbe ist bleich. Sie sind klug und wohlwollend; auch wird ihnen von den Menschen Ehre erwiesen, und so sind sie geachtet. Bei der Menstruation leiden sie unter dem Blutverlust. Ihre Gebärmutter ist kräftig gebaut, und sie sind fruchtbar. Obwohl die Männer ihre Lebensart gerne mögen, gehen sie ihnen ein wenig aus dem Weg, weil solche Frauen sie wohl anlocken, aber nicht zu fesseln verstehen. Bei der geschlechtlichen Gemeinschaft verhalten sie sich keusch, bleiben ihren Männern treu und sind mit ihnen gesund am ganzen Leibe, ohne sie aber leidend...

DE MELANCHOLICA
(DER MELANCHOLISCHE TYP)

Schließlich gibt es noch Frauen, die haben magere Muskeln, große Gefäße und einen mittleren Knochenbau; ihr Blut ist eher bleifarbig als blutrot. Ihre Gesichtsfarbe ist auch so ein Gemisch von Blaugrau und Schwarz. Diese Frauen sind unbeständig, weitschweifig in ihren Gedanken und übellaunig, falls sie von Beschwerden geplagt werden. Sie sind wenig widerstandsfähig, so daß sie oft von Schwermut befallen werden. Bei der Menstruation leiden sie beträchtlich an Blutverlust (...) So sind sie eigentlich gesünder, kräftiger und auch fröhlicher ohne Männer als mit ihnen, zumal sie sich oft nach dem Verkehr mit Männern schwach fühlen. Die Männer gehen ihnen aus dem Weg und meiden sie, weil diese Frauen wenig anziehend auf sie wirken, zudem mögen sie Männer nur wenig. Wenn sie schon einmal zu irgendeiner Stunde zu einem Gechlechtsgenuß kommen, dann ist es doch bald wieder bei ihnen zu Ende damit. Indessen kann es sein, daß einige von ihnen, falls sie mit kräftigen und vollblütigen Männern zusammenkommen, selbst wenn sie schon ein stattliches Alter um fünfzig Jahre erreicht haben, zum wenigsten noch ein Kind zur Welt bringen (...) Wenn die Monatsblutung vor der üblichen Zeit ausbleibt, bekommen sie Gicht oder Schwellungen an den Beinen oder ein Kopfleiden, das von der Schwarzgalle herrührt, oder Schmerzen im Kreuz oder in der Lendengegend (...)[72]

Obwohl Hildegard von der Frauenfeindlichkeit ihrer Kultur nicht unberührt blieb, war die Weisheit für sie doch eine *creatrix* (Schöpferin) und *anima mundi* (Seele der Welt) – eine *Weisheit,* die die Welt erschuf, indem sie sie belebte. Ihre Spiritualität war also von dieser Welt: ganzheitlich (holi-

stisch) und alles Natürliche und Schöne in sich einbeziehend. Sie sah in allem das Göttliche oder den heiligen Geist. Für sie war das Fleisch nicht sündhaft oder weniger Gottes Schöpfung als zum Beispiel der Geist. Damit stand sie quer zu den Lehren der Kirche, die alles Materielle, Weltliche und Irdische als Sünde betrachteten und die Kasteiung und Peitschung des Fleisches predigten.
Wie Trotula hatte die Ärztin Hildegard tiefes Mitgefühl mit den Frauen und kannte die Krankheiten, unter denen sie litten. Auch sie sah die Monatsblutung als »Blüte« oder Frucht des Schoßes. Der Menstruationsfluß war Evas Blutstrom und damit der Boden aller Fruchtbarkeit. Aus diesem Grunde sollte die Menstruation in ihren Augen als ein Akt der Gnade, nicht der Verdammnis angesehen werden:

> Ich verachte diese Leidenszeit der Frauen nicht, denn ich gab sie ihr, als sie im Geschmack der Frucht sündigte. Eine Frau sollte also während ihrer Periode mit der großen Medizin der Gnade behandelt werden.[73]

Das göttliche Gebot sprach menstruierenden Frauen das Recht auf den Kirchbesuch zu, das sie etwa den im Krieg verwundeten Männern absprach. Evas Wunde war gottgegeben, während die Wunden des Krieges Menschenwerk waren und von der Sünde stammten.
Die Autorschaft von Hildegards sexualpsychologischen Schriften über Frauen ist von vielen Lesern bezweifelt worden. Wie bei Trotula konnten sich spätere Gelehrte nicht vorstellen, daß eine Frau so offen über Sexualität schreiben könne. Aber jeder praktizierende Arzt, und das war Hildegard ohne Zweifel, kam unweigerlich mit einer Unmenge von Krankheiten und Problemen in Berührung. Und als weibliche Ärztin erfuhr sie Dinge von ihren Patientinnen, die ein männlicher Arzt von ihnen nie erfahren hätte:

Wenn sich eine Frau im Geschlechtsverkehr mit dem Manne befindet, kündigt ein Hitzegefühl, das die Empfindung der geschlechtlichen Lust mit sich führt, in ihrem Gehirn sowohl den Genuß dieser Lustempfindung bei der geschlechtlichen Vereinigung an als auch die Ergießung des Samens. Sobald nun der Samen an seine bestimmte Stelle gefallen ist, zieht ihn jene obenerwähnte äußerst heftige Hitzeempfindung des Gehirns an sich und hält ihn fest. Alsbald ziehen sich auch die weiblichen Geschlechtsorgane zusammen, und alle Organteile, die zur Zeit der Monatsblutung für die Eröffnung bereit sind, schließen sich wieder derartig, wie ein starker Mann irgendein Ding in seiner Faust verschließt.[74]

Dennoch sind Hildegards Schriften nicht eindeutig, was ihr Bild der Sexualität betrifft. Die christliche Tradition hatte eine äußerst feindliche Einstellung zur Sexualität, insbesondere zur Sexualität der Frau. Und trotzdem waren christliche und arabische Texte aus dieser Zeit durchaus in der Lage, Sexualität ruhig, sachlich und ohne jedes Moralisieren zu behandeln. Aber die Frau besitzt eben auch die mystische Seite, die sich von der physischen Welt lösen und die Natur und die Sinneslust, die Schönheit und Gottes gesamte Schöpfung liebt, hinter sich lassen will. Entgegen dem damals herrschenden theologischen Dogma glaubte Hildegard an die Reinheit der Frau und war überzeugt, daß die meisten Frauen ehelos blieben, wenn sie nur die Wahl hätten. Sie glaubte zwar, daß Frauen kälter seien als Männer und daß sie den Körper repräsentieren, während die Männer die Seele repräsentieren. Dennoch war das Irdische für sie männlicher Natur, war doch Adam aus Erde und Lufthauch gebildet. Die Natur der Frau dagegen ist gegenüber der physischen Umgebung viel empfindlicher und mit dem ätherischen Wesen Evas verknüpft. Dies bleibe ihrer Überzeugung nach nicht ohne Einfluß auf das Gefühlsleben der

Frau; die Frau sei (aus Angst oder Demut) besser in der Lage, ihre Begierden zu beherrschen.

> Lust ist bei den Frauen wie das Sonnenlicht, das sich mit seiner Wärme mild, leicht und gleichmäßig über die Erde breitet, um sie fruchtbar zu machen. Glühte sie stärker mit ihrem ewigen Feuer, würde sie die Frucht zerstören, statt ihr zum Wachstum zu verhelfen.[75]

Auch wenn die meisten Frauen lieber jungfräulich bleiben würden, setzt Jungfräulichkeit nach Hildegards Vorstellungen eine Berufung voraus. Sie vergleicht den Körper der Frau mit einer Lyra. In *Causae et Curae* beschreibt sie den Geschlechtsverkehr und die Empfängnis mit den Begriffen Galens. Das Feuer entfacht durch seine Trockenheit den Willen, die Luft läßt die Besonnenheit über die Grenzen hinausschießen, das Wasser läßt die Gewalt anschwellen und die Erde den Menschen nachgeben. Alle Körpersäfte entfachen so einen Sturm, der einen giftigen Schaum aus dem Blut zieht, den Samen, der sich mit dem Blut der Frau vermischt. Der Samen bleibt ihrer Ansicht nach so lange giftig, bis er sich vermische und durch den weiblichen Schoß neutralisiert werde. »Er bleibt ein giftiger Schaum, bis Feuer oder Hitze ihn erwärmen, Luft oder Atem ihn trocknen, Wasser oder Flüssigkeit ihn mit reiner Feuchtigkeit umgeben und Erde oder Haut ihn umschließen.«[76]
Wenn der Samen eines Mannes stark ist, wird es nach Hildegard ein Junge, bei schwachem Samen dagegen ein Mädchen. Das Kind wird tugendhaft, wenn die Eltern sich bei seiner Empfängnis liebten. Fehlte aber bei einem der Eltern diese Liebe, wird das Kind schwächlich; fehlte sie bei beiden, wird das Kind bitter. Auch wenn *Liber Scivias* eine Polemik gegen die Astrologie enthält,[77] hat Hildegard ihrer Schrift *Causae et Curae* ein Mondhoroskop beigefügt, das sehr unterschiedlich aufgenommen worden ist.[78] Hildegard

betont darin die Kraft des Mondes, wodurch sie, wie Thorndike sich ausdrückt, »sehr nahe an die Astrologie heranrückt«.[79] Der Mond hat für den Menschen nach Hildegard gute und schlechte Tage, günstige und weniger günstige, starke und schwache. Blut und Gehirn schwellen bei Vollmond an und schrumpfen, wenn er schwindet. Sie vermutete, daß es bei Mondfinsternis manchmal zu Epilepsie kommen könne.[80] Außerdem riet sie, bei der Familienplanung auf den Mondzyklus zu achten.

> Wird ein Junge am ersten Tag nach Neumond empfangen, wenn der Mond seine Pracht von der Sonne erhält, so wird er stolz und hart werden und niemanden lieben als den, der ihn fürchtet und achtet ... Er wird körperlich gesund sein und keine großen Krankheiten haben, obgleich er nicht sehr alt wird. Ist es ein Mädchen, wird sie stets danach streben, verehrt zu werden, und eher von Fremden als von ihrem eigenen Haushalt geliebt werden.[81]

Der zunehmende Mond galt ihr als empfängnisfördernd, da das Blut parallel mit dem Mond zunahm und Samen ein Produkt des Blutes ist (ein Schaum, der durch das sexuelle Begehren aufgepeitscht wird). Im fünften Buch der *Causae et Curae* stellt Hildegard astrologische Prognosen für jeden Tag des Monats auf.
Im Abschnitt über Gynäkologie beschreibt sie die verschiedenen Salben, Arzneitränke, Heilverbände und Bäder. Dabei greift sie auf ihre eigenen Erfahrungen und auf ihr großes Wissen über 200 verschiedene Heilpflanzen, über Tiere, Edelsteine und sympathetische Kuren, wie man heute sagen würde, zurück. Ihre Wissenschaft basierte auf den griechischen Klassikern und baute auf den Theorien von Galen und Aristoteles auf, die Hildegard mit der Heiligen Schrift zu vereinbaren suchte. Sie benutzt nirgends arabi-

sche Medizinausdrücke und war vermutlich mit Avicennas Werk nicht vertraut. Trotulas Schriften hingegen dürfte sie gekannt haben, da sie zur damaligen Zeit weit verbreitet waren.

Hildegard spricht nie ausdrücklich über Empfängnisverhütung und Abtreibung, da die Kirche beide kategorisch ablehnte, aber sie beschreibt Rezepte zur »Beibehaltung der Menstruation«, ein freundlicher Ausdruck für eine Abtreibung. Für eines dieser Rezepte mußte eine Art Sauna gebaut werden mit frischem Flußwasser, erhitzten Ziegeln und einem Strauß aus »warmen« Kräutern, wie zum Beispiel Rainfarn, Chrysanthemen und Königskerze. Die Frau mußte sich bis zum Nabel ins Bad setzen, »um ihr Fleisch und ihren Schoß weich werden zu lassen und die verstopften Adern zu öffnen«[82].

Kälte hält die Periode bei, bei Schmerzen solle die Frau deswegen ihre Schenkel mit in Wasser getauchtem Leinen oder in Wasser erwärmtem Efeu umwickeln. Anschließend rät sie, Glieder und Rumpf sanft zu massieren. Ähnlich wie Trotula sieht Hildegard in der Unfruchtbarkeit ein Problem, das beide Geschlechter betrifft. So kann der Samen beim Mann zu dünnflüssig oder die Gebärmutter bei der Frau zu kalt sein – oder aber es handelt sich am Ende nur um einen weisen Richterspruch Gottes. Liegt das Problem bei der Frau, rät Hildegard dazu, vor (oder während?) des Geschlechtsverkehrs die Gebärmutter eines geschlechtsreifen, aber noch jungfräulichen Kalbs zu essen. Die vollen Säfte des Tieres würden ihren Schoß befeuchten und seine reine Fruchtbarkeit auf sie übertragen.

Für Hildegard gehörten die Wehen zu Evas Fluch. Sie glaubte, Satan bemächtige sich in diesem Moment der Frau, und riet, Amulette zum Schutz von Mutter und Kind zu tragen. Besonders geeignet schienen ihr Farnkraut und Jaspis. Sie rät zu einer Packung aus Fenchel und Schleierkraut; die Frau soll zusätzlich einen roten Karneol tragen, sich damit über die Schenkel streichen und folgendes sprechen: »So wie du, Juwel, auf Gottes Geheiß im ersten Engel scheinen solltest, so komme du, Kind, als strahlender Mensch hervor und gehorche deinem Gott.« Die Patientin mußte dann den Juwel über ihre Vagina halten und den folgenden Zauberspruch sagen: »Öffnet euch, ihr Wege und Pforten, im Namen der Offenbarung, durch die Christus als Gott und Mensch erschien und die Tore der Hölle öffnete; auf daß du, Kind, dieses Tor verlassen mögest, ohne daß du oder deine Mutter sterben.«[83]

Zur damaligen Zeit wurden Juwelen recht häufig zu Heilzwecken eingesetzt. Sie galten von ihrer Natur her als feurig. Man sah in ihnen das Feuer des Geistes, aber auch jenes, in dem Satan brennt. Juwelen wurden zur Ehrung, Segnung und zur Heilung verwendet. Sie erinnerten den Teufel an seine verlorene Schönheit und konnten wegen der ihnen innewohnenden Tugenden nur zu ehrenwerten Zwecken eingesetzt werden.

Hildegard glaubte, daß die Menschheit ihrem Wesen nach gut ist, daß aber unsere Sünden zeigen, wie sehr wir uns vom ursprünglich Guten entfernt haben. Sie war ganz erfüllt von der Idee des Guten, von Gleichgewicht und Bescheidung, und überzeugt von der Notwendigkeit, mit den Elementen in Harmonie zu leben, um die eigene, innere Harmonie zu wahren, die die Voraussetzung für unsere Gesundheit darstellt. Sie nannte dies *viriditas* (lat. für Grün, Lebenskraft) und sah darin unsere Lebenskraft, Mutter Erde und die Vernunft, die in allem Leben steckt. Dronke bezeichnet es als »irdischen Ausdruck des himmlischen Sonnenlichtes; Grünkraft... ist die Überwindung des Dualismus zwischen dem Irdischen und dem Himmlischen«[84].

Physica (dt. Naturkunde) besteht aus neun in Abschnitte unterteilten Büchern. Das erste Buch stellt eine Sammlung von 200 Kurzmonographien zu Pflanzen, Mineralien, Bäumen, Juwelen, Vögeln, Tieren und Metallen dar. Die Pflanzen werden als heiß oder kalt beschrieben.

> *De Dornella.* Sie hat eine gute und gesunde Kälte. Bei Fiebern, welche durch den Genuß schädlicher Speisen veranlaßt wurden, soll Dornella in Wein mit Honig gekocht und der geklärte Trank zur Nacht nüchtern genommen werden.[85]

Bäume sind das Thema des dritten Buches, das ihre relative Hitze bzw. Kälte mit ihrer Größe und der Menge der produzierten Früchte in Zusammenhang bringt. Bäume, die viele große Früchte tragen, sind heißer als solche mit wenigen, kleinen Früchten. Viele Heilmittel von Bäumen mußten gesammelt werden, bevor diese Früchte trugen. Äpfel sollten roh gegessen werden, es sei denn man war krank. Hildegard charakterisierte die Bäume genau wie die Pflanzen nach Hitze oder Kälte. Sowohl Buchsbaum als auch Nadelhölzer gelten in ihrem System als außerordentlich heiß, und sie empfiehlt sie zur Abwehr von bösen Geistern. Im 28. Kapitel des dritten Buches gibt sie folgendes Rezept für Säuglinge:
»Wenn ein Säugling zwischen Haut und Fleisch zu stark durchblutet ist, so daß er darunter leidet, muß man ihn in ein Tuch mit frischen Espenblättern wickeln, ins Bett legen, zudecken und schwitzen lassen.«[86]
Hildegard beschreibt auch die Eigenschaften und Wirkungen von Fischen recht ausführlich, vermutlich weil sie in der Nähe eines Flusses gelebt hat. Fische waren ein wichtiger Bestandteil der Diät. So schreibt sie etwa in Kapitel 22:
»Wenn ein Hering frisch gefangen ist, taugt er nicht zum Genuß, weil er im Körper Eiter verursacht. Wenn man ihn aber lange einsalzt, wird der Eiter in ihm verringert.«[87] Im weiteren Verlauf beschreibt sie den medizinischen Nutzen von Tieren. Das Ohr eines Löwen zum Beispiel ist gut gegen

Taubheit, während Leoparden keinerlei medizinischen Nutzen haben. Hildegard spricht auch über Metalle wie beispielsweise Gold, Silber, Blei und Zinn. Fieber etwa wurde mit in Wein gekochtem Kupfer behandelt.
Hildegard war wie viele ihrer Zeitgenossen der Überzeugung, daß der Zweck der natürlichen Welt darin bestand, auf die spirituelle Welt und das künftige Leben hinzuweisen. Unsichtbare und ewige Wahrheiten manifestierten sich in den sichtbaren und zeitlichen Gegenständen. Sie repräsentierten das Göttliche ebenso wie das Diabolische. In Kapitel 25 von *Causae et Curae* spricht sie über ein Pulver, das »gegen Gifte und magische Worte« benutzt wurde und dem, der es bei sich trug, Gesundheit, Mut und Reichtum bescherte.

Man nehme eine Geranienwurzel mit ihren Blättern, zwei Malvenpflanzen und sieben Schößlinge des Wegerich ... Diese müssen Mitte April zur Mittagsstunde gepflückt werden. Dann lege man sie auf feuchte Erde und besprenkele sie mit Wasser, damit sie noch eine Weile grün bleiben. Danach trockne man sie in der untergehenden und in der aufgehenden Sonne bis zur dritten Stunde, zu der sie noch einmal auf feuchte Erde gelegt und bis zur Mittagsstunde mit Wasser besprenkelt werden sollen. Nimm sie dann fort und setze sie in südlicher Richtung bis zur neunten Stunde dem direkten Sonnenlicht aus; dann werden sie in ein Tuch gewickelt, mit einem Stock festgemacht und bis kurz vor Mitternacht liegengelassen. Denn nun beginnt die Nacht sich zum Tage zu neigen und alles Böse der Dunkelheit und der Nacht zu fliehen. Kurz vor Mitternacht plaziere man sie deswegen auf ein hohes Fenster, über einer Tür oder in einem Garten, wo die kühle Luft freien Zugang zu ihnen hat. Sobald die Mitternacht vorüber ist, nehme man sie wieder fort, zermahle sie mit den Mittelfingern zu Pulver und lege sie zusammen mit ein wenig Bisemum in eine neue Pillenschachtel, damit sie haltbar bleiben. Aber der Geruch der Kräuter darf nicht überdeckt werden. Von diesem Pulver kann jeden Tag ein wenig auf Augen, Ohren, Nase und Mund verrieben oder als Antiaphrodisiakum auf den Körper gebunden werden. Man kann es auch über Wein halten, so daß der Duft des Weines, aber nicht der Wein selbst es berührt. Der Wein kann mit etwas Safran als Vorbeugung gegen Verstopfung, Gift, Magie und vieles andere getrunken werden.[88]

Hildegards Magie war also nicht weniger abergläubisch als die teuflische Kunst, die sie verdammte. Aber ihre Glaubensgrundsätze stammten eben aus der Zeit, in der sie lebte. Das Christentum war extrem feindlich gegen alles eingestellt, was irgendwie mit dem Teufel zu tun hatte. Trotzdem aber benutzte es dieselben Mittel, die es bei Häretikern und Hexen verurteilte, auch wenn es die Form leicht abwandelte.

Die Mystikerin Hildegard kommt sehr gut in der Einleitung zu *Causae et Curae* zur Sprache. Dort heißt es: »O Mensch, schau dir doch daraufhin den Menschen richtig an: der Mensch hat ja Himmel und Erde und die ganze übrige Kreatur schon in sich selber und ist doch eine ganze Gestalt, und in ihm ist alles schon verborgen vorhanden.«[89] Eine tiefe spirituelle Wahrheit, nach der alles schon in uns ist, wenn wir nur danach suchen; Gott selbst (oder die Göttin) lebt in uns, und alles, was wir brauchen, um unsere eigene Göttlichkeit zu entdecken, sind Geduld und Glauben.

Hildegard erörtert die prophetische Natur der Träume und meint, daß Gott Adam den Schlaf geschickt habe, bevor dieser sündigte. Seine Seele habe vieles mit wahrer prophetischer Kraft vorausgesehen, und zuweilen gelinge dies auch unserer menschlichen Seele, obwohl sie allzuoft von teuflischen Illusionen umwölkt sei.[90] Aber wenn der Körper in einer gemäßigten Verfassung und das Mark warm sei, würden die Laster nicht geweckt, und der Schlafende sehe wahre Traumgesichte. Und eben solche hatte Hildegard. Ihre göttliche Sehergabe gab ihrem Leben Tiefe und Reichtum und eine visionäre Dimension, die sowohl Naturwissenschaften und Heilkunst als auch das Reich des Spirituellen und Metaphysischen umfaßte.

> Ich bin eine Medizin für alle Krankheiten, die du verursachst. Ich heile, wo du zerstörst. Ich erkläre alle Dinge wie Kriege zu etwas Ungerechtem, Selbstzerstörerischem, das einen ewigen Streit gebiert. Ich bin ein Gebirge... voller Düfte wie von Myrrhe und Weihrauch.[91]

5
ÄRZTINNEN IM SPÄTEN MITTELALTER

Ab dem zwölften Jahrhundert veränderte sich die Struktur der europäischen Gesellschaft durch natürliche, aber auch vom Menschen herbeigeführte Katastrophen.
Die tödlichste von ihnen war die Beulenpest, die von den Goten und den Hunnen nach Mitteleuropa eingeschleppt wurde. Sie raffte Millionen dahin, vor allem in den Städten. Die Landbevölkerung hatte wegen ihrer relativ hygienischen Lebensbedingungen vergleichsweise gute Überlebenschancen. Die Pest wirkte sich verheerend auf das kulturelle und intellektuelle Leben Europas aus. Seine einstmals blühende Kultur, Kunst und Musik kamen abrupt zum Erliegen. Auch die Medizin blieb nicht verschont. Aberglaube, Gebete und Zaubersprüche, religiöse Reliquien und Amulette ersetzten jede vernünftige Hygiene und wurden wieder so selbstverständlich wie in der finstersten Epoche des frühen Mittelalters. Der Lebensstandard sank auf das Existenzminimum herab, Hungersnöte beschleunigten die Ausbreitung der um sich greifenden Pest, und die unterernährte Bevölkerung war der fremden Krankheit hilflos ausgeliefert.
Mitte des dreizehnten Jahrhunderts kam der Schwarze Tod von Sizilien aus aufs Festland und breitete sich über Italien, Frankreich und die Niederlande in Europa aus. Ein Drittel bis die Hälfte der europäischen Bevölkerung soll ihm zum Opfer gefallen sein. Man kann sich nur schwer die Panik und Verzweiflung der Bevölkerung vorstellen, während die

Pest wie ein Lauffeuer durch Städte und Dörfer fegte. Die Kirchenchroniken belegen, daß in Avignon innerhalb von nur drei Tagen 1500 Menschen starben; der Franziskanerorden notierte für diese erste Epidemiewelle 124 000 Tote.[92] Im Jahre 1350 hatte sich die Bevölkerung Londons innerhalb von zehn Jahre um fast die Hälfte reduziert.

Aus irgendeinem Grunde schienen Frauen besser mit der Seuche fertigzuwerden. In einigen Gebieten war ihre Genesungsrate etwa siebenmal so hoch wie die der Männer.[93] Dies schürte vielerorts Angst und Vorurteile, und die Männer verdächtigten die Frauen diabolischer Umtriebe, mit deren Hilfe sie die Seuche überstanden und ihren Männern den Tod brachten. Der Schwarze Tod kehrte noch mehrere Male zurück. 1478 tötete er noch einmal ein Drittel der Bevölkerung – einer Bevölkerung, die bereits durch die vorangehenden Epidemiewellen stark dezimiert war.

Zusätzlich brach 1478 noch eine Form der Syphilis aus, die über 700 Jahre lang geruht hatte.

Außerdem wüteten damals in Europa mehrere Kriege, die die Einwohnerzahl noch weiter reduzierten und die Grundfesten der Gesellschaft erschütterten. Der Hundertjährige Krieg zwischen England und Frankreich etwa begann 1346, und der Rosenkrieg in England dauerte von 1455 bis 1485.

Auch die Kreuzzüge, die 1099 begannen, kosteten viele europäische Menschen das Leben. Man schätzt, daß im ersten Kreuzzug 800 000 Menschen ums Leben kamen und die Zahl der Todesopfer im zweiten und dritten Kreuzzug ähnliche Dimensionen erreichte. Während in der Fremde die heiligen Kriege gefochten wurden, verschlechterte sich das Leben zu Hause spürbar, denn es gab keine Männer, die das Land bestellten oder ihrem traditionellen Handwerk nachgingen.

Frauen hatten dadurch auf der einen Seite wesentlich mehr Freiheiten als in den Jahrhunderten zuvor. Es war nun an

ihnen, sich um Güter und Geschäfte zu kümmern. Zum ersten Mal konnten sie weitgehend selbst über ihr eigenes Leben bestimmen. Anderseits waren ihrem Wirkungskreis immer noch enge Grenzen gesteckt. Die einzigen Berufe, die ihnen offenstanden, waren Geburtshilfe, Chirurgie, Pharmazie und der Lehrerberuf – Tätigkeiten mit dem für Frauenberufe typischen geringen Status. Kate Campbell Hurd-Mead schreibt zu diesem Punkt: »Diese Beschäftigungen wurden den Frauen mit nicht geringer Verachtung überlassen, und das auch nur so lange, wie ihre Erfolge in diesen Bereichen nicht allzu spektakulär waren.«[94]
Aber mit der zunehmenden Todesrate wurde das Leben immer schwieriger. Den Frauen fehlte es an den elementarsten Dingen, um den Folgen von Krieg und Hunger zu begegnen. Dennoch waren sie für Krankenpflege und Heilen zuständig. Ungebildet und zum größten Teil ohne richtige Ausbildung gaben sie ihr Bestes, und doch wurden sie gleichzeitig schwer bestraft, wenn sie bei der Ausübung dieser ärztlichen Arbeiten erwischt wurden.
Um das dreizehnte Jahrhundert waren alle Universitäten mit Ausnahme der italienischen für Frauen und Juden geschlossen. Und kaum waren die Männer wieder aus dem Krieg zurück, wurden die Frauen wieder wie bewegliches Eigentum behandelt. Die Männer wollten die Verhältnisse so, wie sie sie aus der Zeit vor dem Krieg kannten, und sahen in den Fähigkeiten der Frauen eine Gefährdung des Status quo.

ANNA KOMNENA

Der byzantinische Kaiser Alexios baute 1081 in Konstantinopel ein großes Krankenhaus, das mehr als 10 000 Betten gehabt haben soll. Er überließ die Verwaltung des Krankenhauses seiner Tochter Komnena, die dort als leitende Ärztin wirkte. Sie schrieb ein Buch über die Behandlung der Gicht und ein weiteres über die Geschichte der Herrschaft ihres Vaters, die *Alexiade,* in der sich auch viele Beispiele für ihren medizinischen Sachverstand finden. Es besteht kein Zweifel daran, daß sie von den besten Ärzten ihrer Zeit ausgebildet worden war, wie auch das folgende Zitat deutlich macht:

> Es scheint mir, daß die Krankheit bei einem schon angegriffenen Körper oft durch äußere Ursachen verschlimmert werden kann. Manchmal kann es aber auch geschehen, daß die Ursachen unserer Krankheiten aus uns selbst entspringen, auch wenn wir uns bemühen, äußere Faktoren wie das unwirtliche Klima, die unvernünftige Diät oder unsere Körpersäfte als Ursachen für das Fieber festzumachen.[95]

Anna erwähnt viele Arten von Krankheiten, wobei sie bei ihrer Beschreibung auf das medizinische System Galens zurückgreift. Sie wußte um die enorme körperliche Wirkung starker Emotionen.

BERTHA

Annas Schwägerin Bertha baute 1126 ein größeres Krankenhaus für die verwundeten Pilger aus dem Westen, das Pantokrator. Jede der fünf Abteilungen dieses Hauses wurden von einer Ärztin geleitet, und die Arbeit wurde zwischen Hebammen, weiblichen und männlichen Ärzten und Chirurgen aufgeteilt. Das Hospital wurde eine Zeitlang auch von einer Engländerin geleitet, Edina Rittle aus Essex.

Eleonore von Aquitanien

Trotz der Absolution, die zu Hause gebliebenen Frauen und Kindern während der Kreuzzüge erteilt worden war, zogen viele Tausende von ihnen mit den Männern in den Kampf gegen die »gottlosen Heiden«, die es aus Jerusalem zu vertreiben galt. Nur wenige kehrten wieder zurück. Im zweiten Kreuzzug von 1145 wurden die Frauen dieser Lumpenarmee von der Königin Eleonore von Aquitanien geführt, der damaligen Frau Ludwigs VII. von Frankreich. Sie gründete entlang der ganzen Strecke des Kreuzzuges Hospitäler. Eleonore war schon zu ihren Lebzeiten eine Legende und heiratete später Heinrich II. von England. Ihr Einfluß erstreckte sich zeitweise von den Orkney-Inseln bei Schottland bis zu den Pyrenäen. Sie war eine große Gelehrte und gehörte zu den gebildetsten Frauen ihrer Zeit.

Isobel

Elenores Tochter Isobel war berühmt wegen ihrer Heilkünste. Sie gründete den Pflegerinnenorden der Armen Klara, der sich um die Kranken und Sterbenden kümmerte. Der Orden wandelte die Nonnenkloster in Hospitäler um, zog eigene Pflanzen für die Gewinnung der Heilmittel und hatte eine eigene Apotheke.

Hedwig

Isobels Enkelin Hedwig, Königin von Schlesien (1174–1243), wurde im Konvent erzogen. Nachdem sie sechs Kinder zur Welt gebracht hatte, beschloß sie, ihr restliches Leben im Zölibat zu verbringen und sich ganz der Wohltätigkeit zu widmen. Sie errichtete Hospitäler, versorgte die

Kranken und rief ein Hungernotprogramm für die Hungernden und Mittellosen ins Leben. Sie und ihre Familie errichteten in ihrem Reich über 18 000 Asyle für Leprakranke. Hedwig wurde 1267 heiliggesprochen.

Blanka von Kastillien

Blanka, die Enkelin der Eleonore von Aquitanien, baute ein herrliches gotisches Hospital bei Royaumont, etwa vierzig Kilometer von Paris, das heute immer noch steht. Ihr Sohn, Ludwig IX. (der Heilige), begab sich auf Kreuzzüge, und so übernahm sie die Regentschaft über das Reich. In seinem Namen gründete sie in Paris eine Ärzteschule und baute viele weitere Krankenhäuser und Klöster.

Isobel

Blankas Tochter Isobel, Königin von Sizilien, errichtete 1293 ein gotisches Hospital bei Tonnerre in der Nähe von Dijon, das wie das Hospital ihrer Mutter auch heute noch steht.

Die heilige Elisabeth

Elisabeth von Thüringen war Hedwigs Nichte. Sie wurde 1207 geboren und schon im Alter von sieben Jahren einem Mann versprochen. Ihre Erziehung lag in der Obhut ihrer Tante. Sie studierte an der Wartburg in der Nähe von Eisenach Medizin. Mit fünfzehn Jahren wurde ihre Ehe vollzogen, und noch bevor sie zwanzig war, hatte sie vier Kinder. Ihr Mann nahm an den Kreuzzügen teil und kehrte nicht mehr zurück. Elisabeth wurde von der Familie ihres Mannes schlecht behandelt und mit ihren vier Kindern in elenden Verhältnissen zurückgelassen. Sie begann, sich in der Burg von Kreuznach der Heilkunst zu widmen, und unterrichtete die Frauen des Ortes in der Krankenpflege. Sie brachte ihnen bei, wie man Wunden verbindet, Fieber senkt und Schmerzen lindert. Elisabeth starb sehr jung mit 24 Jahren und wurde wegen ihres selbstaufopfernden Lebens heiliggesprochen.

HERSENDE

Ludwig IX. bestimmte für den siebten Kreuzzug Hersende von der Abtei Fontevrault zur »maitresse physicienne«. Sie kümmerte sich in Ägypten um die schwangere Königin und war für die medizinische und ärztliche Versorgung der kranken und verwundeten Soldaten und Lagerangehörigen verantwortlich.

MARIA VON FRANKREICH

Als Eleonore von den Kreuzzügen zurückkehrte, engagierte sie viele männliche und weibliche Troubadoure, um den Franzosen Unterhaltung zu verschaffen. Eine von ihnen, Maria, lebte am französischen Hof und schrieb Lieder, die sie auf ihrer Lyra begleitete. Sie erzählen von den einzigartigen Ärztinnen von Salerno, ihren berühmten Heilmitteln und Giften, und preisen die salernische Medizin, die selbst Tote wiederbeleben konnte. Marie zeigt, wie Kate Campbell Hurd-Mead feststellt, »bei ihren Beschreibungen der Krankheiten und Wunden, für die diese Heilmittel von den damaligen Ärztinnen der Zeit eingesetzt wurden, ein enormes medizinisches Verständnis«.[96]

Unter den deutschen Parzivalgeschichten befinden sich auch Erzählungen von Frauen, die zwecks medizinischer Ausbildung und Unterweisung nach Salerno reisen. Im germanischen Epos *Kudrun*, das etwa 1250 verfaßt wurde, wird von »wilden Frauen« berichtet, autodidaktischen Medizinerinnen aus Rußland, die König Wate in Magie und Heilkunst einweihten und ihn die Kunst der Zubereitung von Liebestränken, Abtreibungsmitteln, Giften und Gegengiften lehrten.

In der isländischen *Sturlunga-Saga* wird über das Leben der Frauen der Sturlungafamilie berichtet (1116–1264). Sie versorgten Wunden, engagierten sich beim Bau von Krankenhäusern und kümmerten sich um die Kranken. In einer Geschichte findet eine der Frauen, Svanhvit, ihren Mann verwundet auf dem Schlachtfeld. Sie näht seine Wunden und schickt ihn geheilt wieder in den Kampf zurück.

Jacqueline Félicie de Almania

Jacqueline Félicie de Almania, auch als Jacoba Felicie bekannt, war Jüdin und wurde gegen 1280 in Paris geboren. Sie besaß eine medizinische Ausbildung und praktizierte in der ersten Hälfte des 13. Jahrhunderts in Paris. Ihr wurde von ihren eifersüchtigen männlichen Kollegen übel mitgespielt, und am 11. August 1322 drohte ihr die Exkommunikation. Sie wurde bezichtigt, unrechtmäßig den Heilerberuf auszuüben, und vor den Bischof von Paris und den Dekan der medizinischen Fakultät der Pariser Universität gebracht.
Die Anklage warf ihr vor, in Paris und seinen Vororten schwerkranke Menschen aufgesucht, ihren Urin untersucht, ihren Puls genommen und ihre Körper und Gliedmaßen einer Untersuchung unterzogen zu haben. Nach der Urin-

probe soll sie den Patienten gesagt haben: »Wenn du mir vertraust, werde ich dich, so Gott will, heilen.« Daraufhin, so die Anklage, habe sie mit ihnen eine Abmachung über die Heilbehandlung getroffen und einen Lohn vereinbart. Gemäß diesem Abkommen habe sie den Patienten von inneren und äußeren Verletzungen kuriert. Sie habe die Kranken wiederholt aufgesucht und ihren Urin immer wieder »in der Weise der Ärzte« untersucht, den Puls gefühlt und Körper und Glieder der Kranken berührt. Sie habe den Patienten zudem Sirup und Heiltränke, Abführ-, Verdauungsmittel und andere Mixturen verabreicht, die sie in ihrer Anwesenheit und nach ihrem Rezept zu sich nahmen. Sie praktiziere in Paris und seinen Vorstädten, obwohl sie nicht an den Schulen von Paris studiert habe und also ohne Lizenz sei. Sie sei auch bereits durch das Dekret ehrbarer Pariser Bürger verwarnt, mit der Exkommunizierung bedroht und zu einer Geldstrafe von sechzig Franken verurteilt worden. Trotz dieser Maßnahmen aber habe sie nicht aufgehört, die Kranken zu besuchen, und ihnen weiter Medizin verabreicht.
Einer der Zeugen der Anklage war John von Padua, der Arzt von Philip IV., dem König von Frankreich. Er brachte vor, daß das Gesetz, das unrechtmäßigen Ärzten die Ausübung heilender Tätigkeit verbot und ihnen die Exkommunizierung androhte, seit mehr als sechzig Jahren Bestand habe. Jacqueline habe dieses Gesetz gekannt und sei in dieser Kunst weder bewandert, noch besäße sie die nötige Bildung oder Kompetenz; dennoch habe sie nicht davon abgelassen, die Kranken zu behandeln. Durch ihre Ignoranz hätte sie leicht jemanden töten können, was einer Todsünde gleichgekommen wäre. Deswegen müsse sie exkommuniziert werden.
Aber auch der Verteidiger führte seine Argumente klug. Es wäre doch wohl unzweifelhaft, daß Jacqueline viele kranke Menschen behandelt und geheilt habe. Sie habe ihnen Linderung gegeben, dort wo andere versagt hätten. Sie besuche

ihre Patienten und kümmere sich ohne Unterlaß um sie, bis sie von ihrer Krankheit genesen seien. Dies konnte durch die vielen Zeugen, die die Verteidigung aufrief, erhärtet werden. Das Gericht fragte jeden einzelnen Zeugen, wie er oder sie von der Angeklagten erfahren habe und ob sie sich wie ein ausgebildeter Arzt verhalten habe. Ob die Angeklagte versucht habe, ihnen Geld abzunötigen, und ob sie gewußt hätten, daß sie über keine qualifizierte Ausbildung verfüge. Alle Antworten fielen gleich aus. Die Zeugen hatten durch einen Freund von ihr erfahren, sie sei wie die meisten Ärzte vorgegangen, nahm zuerst die Krankengeschichte auf und erstellte dann eine Diagnose. Sie habe sich aber geweigert, Geld zu nehmen, bis die Heilung sichergestellt war, so daß man keinen Grund gesehen habe, nach ihrer Qualifikation zu fragen. John von Sankt Omar, einer der befragten Zeugen, sagte aus, sie habe ihn von einer schweren Krankheit erlöst, ihn mehrere Male besucht und dabei mehr für ihn getan als andere Ärzte. Sie habe ihm ein Heilmittel aus einer klaren Flüssigkeit zubereitet. Seine Frau, Matilda, bestätigte dies und fügte hinzu, daß sie ihr Heilpackungen für ihre Brust gegeben habe. Ein weiterer Zeuge, John Faber, gab zu Protokoll, daß sie ihn durch zwei Heilgetränke kuriert habe, von denen einer grün und der andere klar und farblos war. Yvo Tueleu, ein Patient, berichtete, daß er mit starkem Fieber im Bett gelegen habe, ohne daß einer der Ärzte ihm hatte helfen können. Auf seine Bitte hin sei Jacqueline an sein Krankenlager gekommen und habe ihm eine Art Abführmittel verabreicht, das ihn von seinem Fieber heilte. Ein anderer Patient, Dominus Odo de Cornessiaco, Klosterbruder im Hôtel Dieu, sagte aus, daß mehrere bekannte Ärzte ihn behandelt hätten, von denen aber keiner in der Lage war, ihn zu kurieren. Daraufhin habe er Jacqueline konsultiert, die ihm Dampfbäder, Massagen mit Heilölen und Verbände aus Kamille, Honigklee und anderen Pflanzen verschrieb. Er betonte, daß sie sich unermüdlich um sein Leiden kümmer-

te, bis es endlich besiegt war. Die Zeugenaussagen hatten alle denselben Tenor.
Die Verteidigung führte auch das Argument an, daß es viele Leute in Paris gebe, die ohne Lizenz praktizierten, und ging dann dazu über, die Rechtmäßigkeit der Universitätsstatuten anzuzweifeln. Das Gesetz war von der medizinischen Fakultät und nicht von den Betroffenen gemacht worden und deswegen ohne rechtliche Basis. Es war im Grunde nur eine Warnung für diejenigen, die von der Medizin nichts verstünden.
Zusammenfassend zitierte die Verteidigung eine Rede Jacquelines, die das Hauptargument der meisten Heilerinnen ins Feld führt:

> Es ist besser und schicklicher, daß eine weise, in dieser Kunst erfahrene Frau die Kranke aufsuche und die Geheimnisse ihrer Natur und ihrer verborgenen Körperpartien erforsche, als daß ein Mann dies unternimmt, für den es nicht rechtens wäre, die vorher genannten Partien zu sehen und zu untersuchen und mit seinen Händen Brüste, Bauch und Füße der Frauen zu berühren. Viele Frauen würden lieber sterben, als die Geheimnisse ihrer Leiden einem Manne anzuvertrauen.[97]

Im Schlußplädoyer kommt die Verteidigung zum Ergebnis, daß der Erlaß der medizinischen Fakultät nicht bindend sein könne, da er sich offensichtlich gegen das öffentliche Wohl richte.[98]
Für die Universität jedoch waren diese Argumente nichtig, und sie befand Jacqueline des willentlichen Ungehorsams schuldig. Sie wurde exkommuniziert, und jede ärztliche Tätigkeit war ihr fortan strengstens untersagt.
Es ist ein nachhaltiges Zeugnis für die schreckliche Gewaltherrschaft der männlichen Medizin, daß die Anklage gegen Jacqueline weder auf Mißbrauch noch auf Wucher lautete.

Es gibt in der Anklage nicht den geringsten Vorwurf, daß sie eine schlechte Ärztin gewesen sei. Im Gegenteil, Jacquelines einziges Verbrechen war ihr Geschlecht. Als Frau war es ihr nicht möglich, einen medizinischen Abschluß zu erlangen, und deswegen machte sie sich schuldig. Die Lächerlichkeit dieses ganzen Verfahrens kommt auch in der Urteilsverkündung deutlich zum Ausdruck: »Ihr Einwand, daß sie viele Kranke geheilt hätte, die die vorher genannten Ärzte nicht kurieren konnten, ist unhaltbar und frivol, denn es steht außer Zweifel, daß ein Mann, der in der besagten Kunst bewandert ist, die Kranken besser heilen kann als jede Frau.«[99]

Christine de Pisan

Christine de Pisan kleidete ihre Gedanken in die Form einer rebellischen Poesie. Im Jahre 1364 als Tochter eines französischen Hofastrologen geboren, drückte sie ihre Unzufriedenheit in literarischen Werken aus. Sie war eine Feministin, die sich über die Grobheit und Undankbarkeit der Männer ausließ, von denen die Frauen erniedrigt und herabgewürdigt wurden, obwohl sie doch ihr ganzes Leben damit zubrachten, sich um ihre Männer zu kümmern.

> Himmel, welch ein Aufstand,
> Wird die Ehre der Frau gestohlen!
> Und welche Lust sie daran haben,
> Frauen zu erniedrigen,
> Obwohl sie doch gut daran täten,
> Die Frauen zu schützen und ihre Ehre zu verteidigen.
> Denn ein jeder Mann sollte eine zarte Ehrfurcht
> Für die Frau empfinden, die ihm Mutter ist
> Und unwandelbar und ohne Verbitterung zu ihm steht.
> Immer zärtlich, süß und freundlich,

> Voller Verständnis für seine Bedürfnisse und voll Hilfe;
> Die ihm so viele Dienste erweist
> Und die so vieles tut,
> Um den Körper des Mannes zärtlich zu versorgen.
> Ihrem Herrn im Leben und im Tode gegenüber
> Ist die Frau hilfreich und trostspendend,
> Gläubig, dienstbereit und voller Lieblichkeit,
> Und er läßt jedes Verständnis vermissen und ist grob,
> Verunglimpft sie und ist voller Undankbarkeit.[100]

Christine de Pisan machte sich für die Bildung der Frauen stark, damit sie endlich ihre eigenen Angelegenheiten in die Hand nehmen und auch im medizinischen Bereich eine Ausbildung erhalten konnten, um die Kranken zu versorgen und nötigenfalls Operationen auszuführen. Voller Verzweiflung rief sie eines Tages schließlich Gott an, er möge sie doch in einen Mann verwandeln. Er antwortete ihr mit einer Vision von einer Frauenstadt, in der alle glücklich lebten und Vernunft, Rechtschaffenheit und Gerechtigkeit herrschten. Christine besaß ihre eigene Philosophie, sie erstellte eine Theorie über die sieben Elemente des Körpers, sieben Heilmittel und sieben Behandlungsformen: Abführmittel, Brechmittel, Stärkungsmittel, erhitzende und kühlende Heilmittel, Aderlaß und diätetische Mittel. Obwohl sie selbst keine Ärztin war, verstand sie die Probleme der weiblichen Ärzte und war in der Medizin ihrer Zeit wohl versiert.

Jüdische Ärztinnen im späten Mittelalter

Trotz der zunehmenden Diskriminierung und des kirchlichen Verbots, Christen zu behandeln, waren jüdische Frauen in der europäischen Medizin vom 12. bis zum 15. Jahrhundert führend. Man erkannte, daß sie einfach die besse-

ren Ärzte waren. Durch die Mehrsprachigkeit, die sie häufig besaßen, hatten sie Zugang zu den medizinischen Werken der großen klassischen Ärzte, einschließlich Trotula, Cleopatra und Hildegard. Jüdische Ärztinnen kümmerten sich im gesamten riesigen Osmanischen Reich um die arabischen Frauen. Wegen der strengen Regeln des Islams weigerten sich die Muslime, ihre Frauen von männlichen Ärzten behandeln zu lassen. Da sie nicht gewillt waren, ihren eigenen Frauen Bildung zukommen zu lassen, bildeten sie jüdische Frauen für diese Aufgabe aus. Auch die Sklavinnen in den Harems verfügten häufig über enorme medizinische Kenntnisse, und viele von ihnen waren Hausärzte. Eine kleine Geschichte aus »Tausendundeiner Nacht« verdeutlicht die enorme Bildung, über die diese Frauen verfügten.[101] Tawaddud war die Sklavin von Abu el-Husn von Bagdad. Dieser hatte schreckliche Schulden, und um ihm zu helfen, schlug sie ihm vor, er solle sie verkaufen. Er solle alle gelehrten Männer der Stadt zusammenholen und ihr Wissen einem Test unterziehen. Wem es gelänge, sie zu übertrumpfen, der sollte sie für eine exorbitante Summe erwerben können. Sie verfügte über soviel medizinisches Wissen, daß niemand es mit ihr aufnehmen konnte. Sie hatte Galen studiert, Astrologie, die Temperamentenlehre, die sieben freien Künste, Aristoteles und den Talmud. Keiner der hochgelehrten Ärzte, die zu dem Wettstreit antraten, konnte dergleichen aufbieten. Ein berühmter Doktor formulierte lakonisch: »Diese Dame ist in der Medizin gebildeter als ich. Wie sollte ich mit ihr wetteifern können?«[102]
Tawaddud überlistete sogar den großen Rhetoriker Ibrahim. Sie wurde schließlich für eine immense Summe verkauft, zur Belohnung aber freigelassen. Doch sie entschied sich dafür, zu ihrem alten Herrn zurückzukehren.
Jüdische Wanderärzte reisten durch ganz Europa und den Mittleren Osten, ständig auf der Flucht vor Verfolgung und Pogromen. Oft fanden sie als Übersetzer Arbeit und über-

trugen die medizinischen Texte aus dem Arabischen, Lateinischen, Hebräischen oder Griechischen. Viele von ihnen kamen nach Salerno, der geschäftigen Seestadt, die als Zentrum für den Handel mit medizinischer Literatur bekannt war. Juden hatten einen Ruf als die besten Augenärzte und Chirurgen. Die jüdischen Frauen spezialisierten sich auf die Geburtshilfe und die Gynäkologie, wobei sie sich der Techniken der Frauen von Salerno bedienten. Sie beherrschten eine Vielzahl von Verfahren, die anderen Ärzten unbekannt waren. Zum Beispiel waren sie auch mit der Vaginalspiegelung vertraut und beherrschten den Kaiserschnitt.

6
DER KRIEG GEGEN DIE HEILERINNEN

DIE MACHT DER FRAUEN

Matilda Gage, mit der die feministische Analyse des Hexenwahns ihren Anfang nahm, kommt zu der Erkenntnis, »daß die Hexen in Wahrheit die tiefgründigsten Denker und fortschrittlichsten Wissenschaftler ihrer Zeit waren. Die Verfolgung, die sich jahrhundertelang gegen die Hexen zu richten schien, war in Wirklichkeit ein Angriff der Kirche gegen die Wissenschaft.«[103]

Ein ganzes Jahrtausend lang war die Hexe für das einfache Volk der einzig verfügbare Arzt. Um die Kaiser, Könige, Päpste und den wohlhabenden Adel kümmerten sich die Ärzte von Salerno, die Mauren und schließlich die Juden, aber der größte Teil des einfachen Volkes hatte nur diese weisen Frauen.[104]

> Es gibt eine Unmenge von Belegen dafür, daß das englische Wort für Hexe (*witch*) ursprünglich eine Frau mit enormem Wissen meinte. Viele der Frauen, die man mit diesem Wort bezeichnete, ... waren in der Lage, durch bloßes Handauflegen zu heilen. Ohne Zweifel waren einige von ihnen medial veranlagt und hatten Kontakt zu höheren Mächten ... Sie besaßen auch eine tiefe Einsicht in die verborgenen Prinzipien der pflanzlichen und mineralischen Substanzen ... Neben diesen Naturheilerinnen, die zu den Hauptopfern dieser Periode wurden, gab es

auch eine große Zahl von Frauen, die eine Begabung für die Forschung besaßen und viele wissenschaftliche Entdeckungen machten... Allein die Tatsache aber, daß Frauen Wissen besaßen, genügte, sie verdächtig erscheinen zu lassen und der Verfolgung durch die Kirche auszusetzen.[105]

Bei diesen Frauen handelte es sich um Medien, Heilerinnen, Masseurinnen und Kräuterfrauen, die die sanften Kräfte der Natur nutzten und ihre Lebenskraft aktivierten, anstatt die Krankheit mit starken tödlichen Mitteln zu bekämpfen. Sie setzten ihre Medizin auch gegen die typischen Frauenleiden ein. Während der Geburt oder Menstruation zum Beispiel verabreichten sie Schmerz- und Betäubungsmittel, womit sie eine grobe Verletzung der kirchlichen Gebote begingen, die in den Geburtswehen Evas Fluch sahen, gegen den man nicht vorgehen dürfe. Wer dies dennoch versuchte, war für die Kirche mit dem Teufel im Bunde. Die Verfolgung richtete sich, wie Matilda Gage schreibt, zum großen Teil auch gegen

> ...den starken natürlichen Widerwillen, den Frauen gegen die Medizin empfinden, und gegen ihr tiefes Mitgefühl für das menschliche Leiden... Diese Frauen verloren ihr Leben nur deswegen, weil sie über ein überlegenes medizinisches und chirurgisches Wissen verfügten.[106]

Jahrhunderte hindurch waren Heilerinnen überall auf der Welt eine Selbstverständlichkeit. Man glaubte, daß sie mit Heilkräften jenseits unserer normalen menschlichen Wahrnehmung in Verbindung standen. Genau dies galt als Hexerei und weibliche Magie. Sie erinnerte an die natürliche Fähigkeit der Frau, Leben zu schaffen und im Einklang mit den Rhythmen des Mondes Blut zu lassen. Die Menstruation hat zu viel Aberglauben Anlaß gegeben, und zwar in allen Klassen und Kulturen.[107] Die überall herrschenden Tabus belegen die Angst und die Ehrfurcht, die sie bei den Männern hervorruft. Viele der Blutriten, die Männer in Nachahmung der monatlichen Blutung der Frau entwickelt haben, finden hier ihre Erklärung. Menstruierende Frauen werden von ihnen gefürchtet, so wie schwangere verehrt werden. Jungfrauen sind für sie ein Symbol für Fruchtbarkeit und Reinheit, alte Weiber jenseits der Menopause repräsentieren das dunkle Chaos, das der Frau zugerechnet wird.

Schamanen lernen, die Krankheiten ihrer Patienten auf sich zu nehmen und sie so zu heilen. Bevor sie aber soweit sind, müssen sie Erfahrungen mit den »anderen Welten« sammeln. Sie müssen eine Verbindung zu den übernatürlichen spirituellen Kräften herstellen, um den Kranken heilen zu können. Frauen, so glaubte man, besitzen eine intensivere Beziehung zu dieser Welt, obwohl die Kirche sich alle Mühe gab, diesen Glauben zu zerstören. In den Augen der Kirche nämlich war die Frau die Verkörperung des Materiellen. Sie wurde in ihrem Wesen als irdisch begriffen, während der Mann Gott näher stand und als Bewahrer und Verwalter spiritueller Wahrheit galt. Die meisten Menschen aber waren da anderer Ansicht. Für sie waren es die Frauen, die Zugang zur Welt des Übernatürlichen hatten, die hexen und heilen und sich unsichtbarer Kräfte bedienen konnten. Die Kirche versuchte, die natürliche Welt zu beschreiben und zu regulieren und eine Ordnung in der Geisterwelt zu etablieren. Frauen aber galten als anarchisch, sie waren weniger rigide, offener, herausfordernder und provokativer. Solche Charaktermerkmale waren für das starre männliche Weltbild erschreckend und gefährlich. Sie eröffneten die Möglichkeit des Chaos und drohten, die geordnete Welt des mittelalterlichen Mannes auf den Kopf zu stellen. Deswegen sah man in der Frau eine gefährliche, korrumpierende Kraft.

Eine Kraft, die den Geist des Mannes von Gott ablenken und zum Teufel führen konnte.

Die Lehre von der Erbsünde

Gestützt auf die Lehren der Kirche, begann der Mann im Mittelalter die Fähigkeiten der Frau herunterzuspielen und zu entwerten, bis sich schließlich der Gedanke ihrer inneren Verderbtheit und Bösartigkeit durchsetzte. Um die Macht der Frauen zu brechen, ersann die Kirche (also Männer) den Mythos ihrer Sündhaftigkeit.
Die Verführung Evas durch die Schlange und der Sündenfall bilden die Basis aller frauenfeindlichen Kirchenlehren. In Wahrheit aber gab es den Mythos vom Garten Eden schon Jahrtausende, bevor es die Christenheit gab. Der ursprüngliche Mythos erzählt von der Himmelskönigin oder idealen Frau, der spirituellen Mutter, die auf den Baum der Weisheit und die Schlange trifft, das Ursymbol für die weibliche Weisheit und ihre Mysterien. Die Schlange fordert sie auf, ihre Weisheit zu vertiefen und sie sich einzuverleiben. Das Christentum stellt den Symbolgehalt des Mythos auf den Kopf, indem es die Sündhaftigkeit ins Spiel bringt und die Schlange von einem Symbol der Weisheit zu einem Symbol des Teufels umwandelt. Im christlichen Mythos wird die schwache Eva von der Schlange dazu verführt, Gott zu trotzen und vom Baum der Erkenntnis zu essen, was ihr, nur nebenbei bemerkt, versagt bleibt. Die Erkenntnis ist für Gott allein bestimmt, sie aber wagt es, sich seine Position und Macht aneignen zu wollen. Sie korrumpiert auch den Mann und zieht ihn aus den himmlischen Sphären auf ihre irdisch-materielle Ebene herab. Dafür bestraft und verflucht sie der eine Gott; fortan soll sie ihre Kinder in Schmerz und Trauer gebären und ihrem Partner untertan sein.
So ist die Frau Schuldige, Verderberin, Tyrannin und Opfer.

Paradoxerweise ist sie zugleich schwach und hilflos gegenüber ihrer Verführung und dennoch eine allmächtige böse Kraft, die stark genug ist, all dem Guten, das durch den Mann personifiziert wird, entgegenzuwirken. Sie ist es, die den Mann aus seinen luftigen Höhen auf die Niederungen der Erde stürzen läßt und ihn in die Welt des Niedrigen und Schmutzigen herabzieht.

Der Hexenwahn

Wer an die Doktrin von der Erbsünde glaubte, hatte natürlich wenig Skrupel, diesen weiblichen Teufel auch zu züchtigen. Die Lehren der Kirche gaben den Männern die Legitimation, jede unaussprechliche Grausamkeit, die ihnen in den Sinn kam, ungehindert auszuleben. Die Erbsünde war eine Art Freischein für alle Sadisten, Folterer, Vergewaltiger und Pädophilen.

> Ihren Schoß aus ihrem Leib. Trennung. Ihre Klitoris aus ihrer Vulva. Spaltung. Die Lust aus ihrem Körper. *Man sagte uns, daß Körper, die zum Himmel aufsteigen, ihre Vulva verlieren, ihre Eierstöcke, Gebärmütter, daß unser Körper bei der Auferstehung zu einem männlichen Körper wird... man sagte uns, daß das Blut der Frau nach der Geburt unrein ist... Daß, wenn eine Frau Ausfluß hat und dieser Ausfluß Blut enthält, sie für sieben Tage unrein sein soll.* Das Reine vom Unreinen. Das Verderbte vom Heiligen. *Und wer sie berührt, so sagte man uns, würde ebenfalls unrein. Geist von der Materie.*[108]

So schön sie auch war, ihre Schönheit war nur eine Maske, hinter der sie ihre schreckliche Häßlichkeit verbarg. Die Offenbarung des Johannes spricht von der Frau als:

> ...der großen Hure, die da an vielen Wassern sitzt, mit welcher gehurt haben die Könige auf Erden; und die da wohnen auf Erden, sind trunken geworden von dem Wein ihrer Hurerei...
> Und ich sah das Weib trunken von dem Blut der Heiligen und von dem Blut der Zeugen Jesu... die werden die Hure hassen und werden sie einsam machen und bloß und werden ihr Fleisch essen und werden sie mit Feuer verbrennen. Und das Blut der Propheten und der Heiligen ist in ihr gefunden worden und aller derer, die auf Erden erwürgt sind.[109]

Die Kirche versetzte die Männerwelt in Angst, damit sie die Frauen terrorisierten und sie nötigten, ihre Lehren anzunehmen. Sie konnte der Frau weder ihre lebensspendende Funktion noch ihren körperlichen Reiz nehmen, aber sie konnte mit Hilfe der Männer ihren Einfluß und ihre Wirkungsmöglichkeiten einschränken und sie so von ihrer Arbeit abhalten. Gemeinsam mit der Justiz und dem Ärztestand versuchte die Kirche, die Frau aus dem Reich der Medizin auszuschließen. Sie sollte sich nicht länger frei in der Gesellschaft bewegen können und die Macht und das Ansehen dieses Berufes genießen. Die männlichen Ärzte waren eifersüchtig auf ihre Künste und gierig auf das Geld, das man damit verdienen konnte. So versuchten sie, die Frauen aus allen wichtigen Bereichen der Lebenswelt abzutrennen.

Tod durch Folter, das war die Methode der Kirche, das intellektuelle Wissen der Frauen zu unterdrücken, denn in ihren Händen war dieses Wissen gefährlich und böse. Oder, um es mit der Bibel zu sagen: »Einem Weibe aber gestatte ich nicht, daß sie lehre, auch nicht, daß sie des Mannes Herr sei, sondern stille sei.« (1 Timotheus 2,12)

Frauen besaßen auf allen Ebenen eine lange und stark ausgeprägte ärztliche Tradition, angefangen von den weisen Frauen in den ländlichen Gegenden bis hin zu den Professorinnen an den europäischen Universitäten. Heilerinnen und Ärztinnen waren also durchaus nichts Ungewöhnliches. Den Männern aber waren sie zu mächtig, und die Tatsache, daß ihre Fähigkeiten für das Überleben der Gesellschaft unverzichtbar waren, verstärkte ihre Angst und ihr Mißtrauen nur.

> Zweifelsohne wollte man die starke Frau zerbrechen, die Göttin zerreißen und den göttlichen Funken in der Frau zum Erlöschen bringen. Man wollte die Gesellschaft von der tatsächlichen und möglichen Existenz solcher Frauen befreien.[110]

In jeder Gesellschaft überall auf der Welt wird die heilende Hexe gleichermaßen geachtet und gefürchtet. Jeanne Achterberg schildert ein erschreckendes Beispiel für diese Zweideutigkeit. Alison Peirson aus Byrehill hatte sich einen guten Ruf als begabte Heilerin erworben.

> »Der Erzbischof von Sankt Andreas litt an einer Krankheit, die keiner der orthodoxen Ärzte kurieren konnte. Also schickte er nach Alison, die ihn bald von seiner Krankheit befreite. Kaum war er von seiner Krankheit genesen, behauptete der Erzbischof, sie sei eine Hexe, und weigerte sich, sie für ihre Arbeit zu bezahlen. Er ließ sie verhaften und wegen Hexerei hinrichten.«[111]

DER KRIEG GEGEN DIE HEBAMMEN

Frauen hatten zu allen Zeiten ein Monopol bei der Geburtshilfe. Hierin lag einer der vielen Konfliktpunkte zwischen Kirchenmännern und Heilerinnen: »Niemand fügt dem katholischen Glauben schlimmere Schäden zu als die Hebammen.«[112] 1554 erklärt Bischof Bonner: »Eine Hebamme soll keine Hexerei, Zaubermittel oder dergleichen verwenden.«[113] Waren die Zaubermittel jedoch christlicher Herkunft, so waren sie erlaubt. Zum Beispiel durften sich Frauen zum Schutz während ihrer Wehen einen langen lateinischen Zauberspruch um ihre Schenkel binden, der mit den Worten »Im Namen des Vaters, des Sohnes und des Heiligen Geistes« begann und eine Anrufung der Heiligen und der geheimen Namen Gottes enthielt.

Im Jahre 1559 drang die Kirche ins Gewissen ihrer Gläubigen: »Kennt ihr jemanden, der Zaubersprüche, Magie ... oder Blendwerk, wie es der Teufel erfindet, benutzt, besonders in der Zeit der Wehen?«[114] 1591 wurde eine schottische Edelfrau, Eufame Macalyne, bei lebendigem Leibe verbrannt, weil sie eine Hexen-Hebamme um Linderungsmittel gegen ihre Wehen gebeten hatte.

Babys, die von Hebammen auf die Welt geholt wurden, mußten zur Kirche gebracht werden, damit der Ortspfarrer sie auf Anzeichen von Hexerei untersuchen konnte. Der Erzbischof von York gab den Rat, »daß alle Vikare die Hebammen öffentlich in der Kirche unterweisen und ihnen die genauen Worte und die Zeremonie für die Taufe beibringen sollen«.[115] Es gibt eine Aufzeichnung über eine Lizenz, die 1567 vom Erzbischof von Canterbury ausgestellt wurde und Hebammen dazu verpflichtet, einen langen Eid zu schwören, daß sie bei der Taufe die angemessenen Worte sprechen und weder Rosen- noch Damaszenerwasser, sondern ausschließlich reines Wasser für den Segen benutzen werden.[116]

Kirche und Medizinerstand arbeiteten sich gegenseitig zu, um die Hebammen unter ihre Kontrolle zu kriegen. In bestimmten Gegenden Englands fand das Hebammenexamen in Anwesenheit eines Arztes und eines Bischofs statt. Man befürchtete, die Frau könnte die Seele des neugeborenen Kindes an den Teufel verkaufen, noch bevor die Kirche sie durch die Taufe für sich beanspruchen konnte. Das

Hebammentum war aber auch ein lukratives Geschäft, einige der Frauen kamen zu beträchtlichem Reichtum. Viele Ärzte wollten ihre Tätigkeit deswegen einschränken, um selbst die satten Löhne einzustreichen.
Alle Frauen, die mit dem Hebammentum zu tun hatten, wurden Zielscheibe der Angriffe. Ihre großen Kenntnisse in der Diagnose, Heilkunst, Pharmazie und Weissagung waren allgemein bekannt. Paracelsus, einer der großen Wissenschaftler der Renaissance, sagt von sich selbst, er habe viel von seinem Wissen weiblichen Ärzten zu verdanken. Vielleicht aus Angst, daß er selbst Opfer des blindwütigen Zorns der Inquisitoren werden könnte, verbrannte er 1527 seinen gesamten Text über Heilmittel, der das Eingeständnis enthielt, er habe »von Zauberinnen alles gelernt, was er wisse«.[117]

Die Bedrohung des männlichen Ärztestandes

Männliche Ärzte wurden im allgemeinen gering angesehen und galten als Quacksalber, die für viel Geld mindere Leistungen boten. Bacon sprach sich voller Ironie dahingehend aus, daß Scharlatane und alte Frauen häufig mehr Glück mit ihren Rezepten hatten als ausgebildete Ärzte.[118] Ein anderer Schriftsteller ging noch weiter und stellt unverhohlen fest, »daß Ärzte die größten Betrüger der Welt waren ... Hätte es nie einen Arzt gegeben, die Menschen wären gesünder und würden sich ihres Lebens länger erfreuen.«[119]
Das Urteil darüber, was Hexerei war, lag in den Händen von Ärzten und Geistlichen. Nach dem *Malleus Malificorum* oder *Hexenhammer* liegt Hexerei dann vor, wenn die Krankheit »durch kein natürliches Mittel geheilt werden kann oder wenn die Ärzte der Überzeugung sind, daß die Krankheit auf Hexerei zurückzuführen ist«.[120] Mit der

Inquisition bekamen die Ärzte ein ungeheures Machtmittel in die Hand. Sie entschieden über Leben und Tod. War eine Krankheit von ihnen erst einmal als Hexenwerk diagnostiziert worden, dann war die angebliche Hexe so gut wie tot. Die Kleriker übernahmen nun die weitere Arbeit und lebten ihre sado-masochistischen Phantasien aus, indem sie die angeklagten Frauen und deren Kinder vergewaltigten und folterten.

Herrschte eine Krankheit, die die männliche Medizin nicht heilen konnte, so handelte es sich grundsätzlich um Hexerei. Und wenn eine Frau diese Krankheit kurieren konnte, dann tat sie das nicht mit natürlichen Mitteln, sondern mit Hilfe des Teufels. Auf diese Weise wurde die Heilerin schnell zur Hexe. Wenn der Arzt eine Medizin verschrieb, die die Krankheit nur verschlimmerte (etwa weil er einen Giftstoff verabreicht oder eine falsche Diagnose gestellt hatte), war es grundsätzlich nicht sein Fehler. Der Patient war verhext. Die Strafe für Frauen, die sich trotz des kirchlichen Verbotes und gegen das bessere Wissen der Ärzte anmaßten, Menschen zu heilen, lautete auf Folter und Tod.

Nach und nach zogen sich die Frauen zurück und hörten auf, öffentlich zu praktizieren; es sei denn, sie waren ungewöhnlich mutig oder standen unter dem Schutz eines einflußreichen Mannes. Wissenschaftlerinnen, Ärztinnen, Heilerinnen und weibliche Gelehrte waren gezwungen, isoliert zu studieren und ihr Wissen mündlich weiterzugeben, im Verborgenen und in steter Angst vor Entdeckung.

Die Frauen schrieben ihr Wissen nur selten nieder, und so war es für die Männer unzugänglich, was zu Eifersucht und Mißgunst Anlaß gab: »Die Kombination von spirituellem und medizinischem Wissen ließ die gute Hexe in den Augen der christlichen Verfolger zum Inbegriff des ›Bösen‹ werden.«[121]

Die Kirche hatte den Frauen alle Ämter und jeden Zugang zum Wissen versperrt und war nun um so empörter darüber, daß sie durch eigene Geisteskraft (und Beharrlichkeit) in die tiefsten und verborgensten Geheimnisse der Natur einzudringen begannen.[122]

Theorien über den Hexenwahn

J. B. Russel[123] vermutet, daß die Ursachen für den Hexenwahn im Kampf der Kirche gegen die Häresie zu suchen sind. Er behauptet, daß die (meist weiblichen) Hexen in Wirklichkeit einer verbreiteten ketzerischen Bewegung des Mittelalters angehörten, in der sich die großen Menschenmassen zusammenfanden, die sich »beraubt fühlten, nicht ihrer materiellen Güter, sondern ihrer Würde und ihres Wertes als menschliche Wesen«.[124] Frauen waren seiner Ansicht nach aktiv an den Bauernrevolten gegen die Tyrannei der Kirche beteiligt. Die Geschichte der Hexerei ist nach dieser Theorie stärker mit der Ketzerei als mit der Zauberei verknüpft.

Gillian Tindall[125] geht davon aus, daß der Hexenkult ein Relikt eines uralten Fruchtbarkeitskultes ist, der im vorchristlichen Britannien blühte, und daß solche Kulte wegen ihrer matriarchalischen Ausrichtung viel attraktiver waren als der spirituelle Intellektualismus des Kirche. Allerdings glaubt sie auch, daß mittelalterliche Frauen geistig eher einfacher Natur waren und sich abwegigen Randreligionen zuwandten, um dem frauenfeindlichen Dogma der Kirche entgegenzuwirken. Nicht nur, daß Tindall hier die heidnischen Religionen völlig mißversteht, sie entwirft auch das Bild einer dummen und einfältigen Frau, die zwar verführt wurde, aber durch ihre Einfältigkeit an ihrem Schicksal zugleich auch selbst schuld hat. Sie kommt zu der Ansicht, daß Hexen grundsätzlich häßlich, alt und überflüssig waren:

> Ich behaupte, daß dieser sexuelle Antagonismus einer der Gründe dafür ist, daß die Hexenverfolgung ... fast immer alte Frauen traf. Eine alte Frau ist leichter verwundbar. Mit ihrem welkenden, klapprigen Körper und ihrem zahnlosen Mund ist sie wie eine grausame Travestie der weiblichen Reize ... Der rachsüchtige Mann kann jetzt endlich ungehindert zum Angriff übergehen.[126]

Was Tindall jedoch nicht berücksichtigt, sind die vielen Frauen und jungen Mädchen, die vergewaltigt, gefoltert und ermordet wurden. Man geht allgemein davon aus, daß bei diesen Folterungen und rituellen Morden sexuelle und sado-masochistische Kräfte am Werk waren. Vergewaltigung galt, wie Mary Daly hervorhebt, nicht als Folter. Dies gilt auch für das öffentliche Herunterreißen der Kleider und andere Praktiken, mit denen die Angeklagten erniedrigt und diffamiert werden sollten.[127] Barbara Walker kommt zu derselben Überzeugung: »Es kann wohl kaum bezweifelt werden, daß die sadistische sexuelle Perversion eine der Hauptkräfte bei allen Hexenverfolgungen war.«[128]

Mädchen konnten ab dem Alter von neuneinhalb Jahren gerichtlich verfolgt werden. Frauen wurden mit Zangen, Kneifwerkzeugen und rotglühenden Eisen an Genitalien und Brüsten gefoltert. Sie wurden von fanatischen männlichen Katholiken in ihren Zellen ›besucht‹, mit anderen Worten, vergewaltigt. Dies war damals durchaus nicht unbekannt. Peter Kantor, als »Peter der Vorsinger« bekannt und Rektor der Kathedralschule in Paris, beschuldigte die Inquisition, ganz bewußt »bestimmte ehrbare Damen verhaftet zu haben, die sich der Lüsternheit der Priester verweigert hätten«.[129]

Die Inquisitoren hatten keinerlei Interesse daran, daß die Vergewaltigungen, die eine beliebte Praxis der Folterer und ihrer Gehilfen waren und meist während der Entkleidung der Gefangenen stattfanden, öffentlich bekannt wurden. In der Öffentlichkeit herrschte eine eigentümliche Doppelmoral. Selbst die grausamsten Foltern waren erlaubt, sexuelle Übergriffe jedoch nicht. Der Inquisitor Foulques in Toulouse wurde zum Beispiel vor Gericht gestellt, weil er Frauen hatte verhaften lassen, um sie dann vergewaltigen zu können. Russel kommt in einem Abriß zu J. Glenn Grays Buch *The Warriors* zu folgender Schlußfolgerung:

> Ein Mann kann sich wie ein Vieh in einer sinnlosen Zerstörungswut verlieren. Viel schlimmer aber als diese brutalisierten Soldaten sind die Sensualisten der Kriegsführung, die über ihre Grausamkeiten meditieren und genüßlich in ihnen schwelgen. Solche Männer empfinden sexuelle Befriedigung, ästhetischen Genuß und Freude, wenn sie zerstören, vergewaltigen und morden.[130]

Mit großer geistiger Wendigkeit kommt Gray dann aber zu der Ansicht, daß »die Hexe genau wie der sensualistische Soldat Gefallen daran findet, alles das zu zerstören, was eine friedliebende und gerechte Gesellschaft wertschätzt«.[131] Dieses klassische Beispiel männlicher Spitzfindigkeit und Dialektik ist nichts Neues.

Der sexuelle Aspekt wird in den Untersuchungen zu Zaubersprüchen, bösem Blick und deren Wirkweise weiter herausgearbeitet. Charles Hoyt behauptet zum Beispiel:

> Was allgemein zu wenig gewürdigt wird, ist die sexuelle Natur dieses Aberglaubens. Das Zaubermittel... ist im allgemeinen ein Phallus... ›Der böse Blick‹ könnte ein sublimierter Ausdruck für eine sehr tiefsitzende Urangst sein: die blinde Furcht des Mannes vor seiner Auslöschung in der weiblichen Vagina.[132]

Andere Autoren gehen in ihrer Schuldzuweisung wesentlich weiter. Reverend Zilboorg zum Beispiel versucht eine psychoanalytische Annäherung an den Hexenwahn und ge-

langt zu einigen bizarren Theorien. Er schiebt die gesamte Schuld den Frauen selbst zu und behauptet, sie seien alle mehr oder weniger verrückt gewesen: »Die Welt, besonders die öffentliche Welt, befand sich in einem Zustand ständiger Panik, und diejenigen, die glaubten, sie hätten allen Grund, Angst zu haben, warfen einfache menschliche Krankheiten mit Aufhetzung und Aufwiegelei durcheinander.«[133] Zilboorg versucht im weiteren Verlauf seine Theorie durch den Fall der Françoise Fontain zu beweisen, die im August 1291 in Louvier (Normandie) der Hexerei beschuldigt wurde.[134] Sie arbeitete als Dienstmädchen in Paris und wurde dort von einem Fremden verführt (vergewaltigt). Sie entwickelte daraufhin Schüttelkrämpfe und auditive Halluzinationen. Sie glaubte, vom Teufel besessen zu sein, und kam gegen diese Wahnvorstellung nicht an. Schließlich wurde sie vor Gericht gebracht, wo sie einen weiteren Schüttelkrampf erlitt. Es wurde ihr befohlen, sich Kopf und Achseln rasieren zu lassen. Diese Behandlung »kurierte« sie so weit, daß das Gericht keine Veranlassung sah, zu weiteren Maßnahmen wie der Rasur der Schamhaare zu greifen. Zilboorg, selber Psychiater, kommt zur Schlußfolgerung, daß es »müßig wäre..., die offensichtliche Tatsache beweisen zu wollen, daß sie ein geistig krankes Mädchen war«.[135] Aber man wäre wohl besser beraten, an der »geistigen Gesundheit« derer zu zweifeln, die ein junges Mädchen dadurch von dem Trauma einer Vergewaltigung glauben heilen zu können, daß sie ihr die Körperhaare entfernen.
Christine Larner[136] hält die Hexerei nicht für den heidnischen Kult einfältiger alter Frauen oder für ein psychopathologisches Phänomen, sondern einfach für einen Wunsch nach Rache. »In Situationen häuslicher Spannungen und Auseinandersetzungen, in denen Männer zur körperlichen Gewalt greifen, bedienen sich Frauen der Hexerei.«[137] Cohn stellt die Theorie auf, daß es in der Gesellschaft ein Bedürfnis nach einem Sündenbock gab, der die unterdrückte

Ablehnung des Christentums auffing, und daß die Kirche »zynisch und mit vollem Bewußtsein eine Ausrottungspolitik legitimierte, die von Anfang an beschlossene Sache war«.[138] Ohne Zweifel enthalten die letzten beiden Theorien einiges Wahre.
Reverend Summers war der festen Überzeugung, daß Hexen eine böse Kraft darstellten und die Inquisitoren die Gesellschaft (wohl die der Männer) vor ihrer Bosheit bewahrten. Eine Hexe, so schrieb er, sei:

> ... bösartig, eine Pest für die Gesellschaft und ein Parasit; Anhängerin eines verabscheuungswürdigen und obszönen Glaubens... und Mitglied einer mächtigen Geheimorganisation, die Kirche und Staat zu zerstören droht.[139]

Es ist im Grunde kaum überraschend, daß die Männer befürchteten, die Frauen könnten ihre Lebensweise verändern wollen. Frauen besaßen keinerlei Rechte, weder auf Verdienstmöglichkeiten noch auf Eigentum, noch auf die Kleidung, die sie am Körper trugen. Nicht einmal ihre Kinder waren von Rechts wegen die ihren.
Ich bin der Überzeugung, daß die Inquisition ein genau und zynisch geplanter Angriff gegen die Frauen war, die es wagten, aus ihren eng gesteckten Grenzen herauszutreten – besonders in der Medizin, einem Bereich, in dem sie ihre humanitären Neigungen am besten ausdrücken konnten. Die Männer fürchteten Macht und Einfluß der Frauen und natürlich auch die Gefahr einer Rebellion gegen den patriarchalischen Status quo, die von diesen Frauen ausging. Solange die Frauen unterwürfig, passiv und ungebildet waren, wurden sie in Frieden gelassen, aber die wenigen, die es schafften, sich selbst zu bilden und als Autoritäten in ihrem Bereich zu gelten, mußten vernichtet werden, besonders auch im medizinischen Bereich. Ihre intuitiven und wis-

senschaftlichen Kenntnisse machten sie zu einer realen Bedrohung für die unzulängliche und gierige männliche Medizin.

Die »neue Wissenschaft«

Die moderne Wissenschaft ist ein Kind der Renaissance. Ihre Werte, Einstellungen und Glaubenssätze transformierten die gesamte Weltsicht der Zeit und das soziale Gefüge der europäischen Gesellschaft. Auf den gesellschaftlichen und beruflichen Status der Frau wirkte sie sich verheerend aus.
René Descartes gilt als Begründer dieser neuen wissenschaftlichen Weltsicht. Sein philosophischer Hauptsatz »Ich denke, also bin ich« enthält in seinem Kern eine eisige Lebensauffassung. Descartes sagt nicht etwa »Ich fühle, also bin ich«; Gefühle werden aus seiner Philosophie völlig ausgeschlossen. Das Denken, die kalte, rationale, logische und analytische Vernunft ersetzt die sanftere, ganzheitlichere Intuition.
Descartes ging davon aus, daß Geist und Körper getrennte Entitäten und der Körper nur eine Maschine ohne inneres organisierendes Prinzip ist. Man kann den Körper verstehen, indem man ihn in seine Bestandteile zerlegt. Mathematik ist für ihn der Schlüssel zum Verständnis des Universums. Jeder Gegenstand, jedes Phänomen kann analysiert, in seine Bestandteile zerlegt und mit Hilfe mathematischer Konzepte erklärt werden.
Die Trennung von Geist und Körper und die Reduzierung aller Erfahrung auf das Rationale hatten ernsthafte Konsequenzen für die Kunst des Heilens. Mit der Renaissance veränderte sich die Medizin von einer Kunst zu einer Wissenschaft. Mit anderen Worten, das numinose, unbegreifliche Mysterium des Lebens wurde zugunsten einer Philosophie aufgegeben, die »das Leben als Maschine« ansah, so daß

nun Organe und das Gewebe seziert und als selbständige Körperteile betrachtet werden konnten. Diese Entwicklung führte zur Wissenschaft, wie wir sie heute kennen. Molekularbiologie und Nuklearmedizin sind heute die Teildisziplinen mit der größten finanziellen Förderung und dem höchsten Ansehen. Sie stellen zwei Zweige der Medizin dar, die die abstrakte, kalte und klinische Seite dieser Wissenschaft verkörpern.

Die moderne Wissenschaft entstand an den neuen Universitäten, die sich überall in Europa zu bilden begannen. Alle aber, mit Ausnahme der italienischen Universitäten, waren für Frauen unzugänglich. Frauen hatten also keinen Zugang zu diesem neuen Wissen, es sei denn, sie waren wohlhabend genug, sich ihre eigenen, privaten Lehrer zu leisten. Schon bald war die neue Wissenschaft das alleinige Vorrecht der Männer. Und diese benutzten sie, um den Wirkungskreis der Frauen zu kontrollieren und einzuschränken.

Die neuen Wissenschaftler distanzierten sich aber durchaus nicht von der alten Religion. Sie nahmen das Christentum vielmehr in sich auf und verkörperten das Bild vom männlichen Gott-Vater in ihr wissenschaftliches Konzept der Rolle, die die Frau im himmlischen Plan der Dinge spielt.

Das Bild der Frau in der Renaissance

War schon die Bibel eine »wertvolle« Quelle für frauenfeindliche Dogmen, so vermittelte auch das antike Griechenland, dessen Werke mit der neuen Kunst des Buchdrucks nun leichter zugänglich waren, eine zutiefst frauenfeindliche Grundeinstellung.

Sowohl Pythagoras als auch Aristoteles vertraten die Ansicht, daß Frauen minderwertiger waren als Männer. Pythagoras etwa schrieb Frauen und Männern folgende Attribute zu:

Männer	Frauen
Maß	Maßlosigkeit
ungerade	gerade
einig	uneinig
rechts	links
rechteckig	länglich
in sich ruhend	unruhig
gerade	gekrümmt
hell	dunkel
gut	böse[140]

Aristoteles behauptet, die gesamte Natur strebe zum Vollkommenen, das Vollkommene aber finde sich im Mann. Die Aufgabe des Mannes bestehe darin, seinen Samen in die Frau zu pflanzen, um weitere männliche Nachkommenschaft zu zeugen. Wenn die Bedingungen dafür nicht so günstig, also das Klima nicht richtig oder der Schoß der Frau fehlerhaft seien, werde ein »unvollkommenes« Wesen, die Frau, gezeugt. Frauen gelten ihm als kalt, und diese Kälte schränkt ihre geistige Leistungsfähigkeit ein – obwohl paradoxerweise auch das Hirn kalt sei. Die Kälte führe dazu, daß der Körper der Frau nicht genug Hitze besitze, um die Materie ins Gehirn zu transportieren. Während der Mann mutig sei, sei die Frau ängstlich; er sei ehrlich, sie heimtückisch. Er besitze moralische Stärke, sie sei moralisch schwach. Dadurch sei er natürlich ständig ihrer Verführung ausgesetzt. Er müsse ihre Wünsche also unterdrücken, wolle er vermeiden, daß sie ihn zum Bösen verführt.

Nach Aristoteles soll sich die Frau dem Willen des Mannes unterwerfen, sein Eigentum verwahren, Fremde von seinem Haus fernhalten, bescheiden in Gebaren und Kleidung sein, seinen Launen und Eigenwilligkeiten gegenüber tolerant und, als sei dies nicht schon genug für ein kaltes, feuchtes Hirn wie das ihre, soll sie auch noch in seiner Abwesenheit für ihn beten. Einige Tugenden aber blieben ihr erhalten: So könnte sie den Mann etwa im Kult der Liebe unterweisen. Aber es sei im Grunde nur Jungfrauen möglich, Männer zu inspirieren, sexuell reifere Frauen bergen da schon viel gefährlichere Möglichkeiten. Die Liebe vollende sich nach Aristoteles in der Wechselseitigkeit, obwohl ihr Ursprung in der Schönheit liege, von der die Frau mehr besitze als der Mann. Andere Tugenden, die man ihr noch zugestand, waren typischerweise solche, die sie fest in ihrer untergeordneten Position hielten: Leidensfähigkeit, Demut, Geduld, Mitleid und Wohltätigkeit. All diese Tugenden waren auch für die Frau in der Renaissance unerläßlich, um den Klauen der Inquisition zu entgehen und geistig einigermaßen gesund zu bleiben.

Im Jahre 1566 erschien das Werk *Gynaecea,* eine Sammlung antiker, mittelalterlicher und neuzeitlicher Schriften über Frauen, die von drei Männern zusammengestellt und herausgegeben wurde. Dieses Buch wurde sofort zum Bestseller. In den antiken Texten herrschte das pythagoräische Frauenbild vor. Aristoteles zum Beispiel sagt, daß das männliche Tier im anderen zeuge, das weibliche aber in sich selbst. Sie sei passiv, kalt, feucht und sehne sich nach ihrer Vollendung durch den Geschlechtsverkehr mit dem Mann.[141] Galen teilt diese Ansicht, obwohl er davon ausging, daß ein weiblicher Samen existiert, der für die Fortpflanzung wichtig sei.[142] Für Kasper Hoffmann (1574–1648) verleiht die Hitze dem Mann Eigenschaften wie Mut, Aufgeschlossenheit, Ehrlichkeit und moralische Stärke. Die Hysterie, eine Ableitung aus dem griechischen Wort für Gebärmutter *hysta,* war eine reine Frauenkrankheit, die zu Liebeskummer, Melancholie, Lustlosigkeit und reizbarem Verhalten führe.[143] Auch die Laster des Ehrgeizes, der Gier und der Lüsternheit gehörten wesenhaft zur Frau.

Zu dieser Zeit war es eine unbezweifelbare Selbstverständlichkeit, daß alle Frauen entweder verheiratet waren oder kurz davor standen, sich zu verehelichen. Frauen ohne die eheliche Bindung waren unvorstellbar. So wurde die Ehe zum unverrückbaren Hindernis für jegliche Verbesserungen in Ansehen und realen Lebensumständen der Frau, sowohl auf gesetzlicher, theologisch-moralischer als auch auf philosophischer Ebene. Ihr Einfluß wird sogar noch in der Medizin spürbar, aus der sie ihre ›natürliche‹ Rechtfertigung erhielt.[144]

Und weiter heißt es zu diesem Thema:

> Obwohl in der göttlichen Institution der Ehe keine Beschränkungen für den Wirkungskreis der Frauen vorgesehen sind, gehen die Ärzte nichtsdestoweniger von einer ›natürlichen‹ Rechtfertigung der Zurückdrängung der Frau in die häusliche Sphäre und ihres Ausschlusses von öffentlichen Ämtern aus ... Dadurch legten sie gleichzeitig den Grundstein, auf dem Ethik, Politik und Rechtsprechung ihre Argumente aufbauen konnten.[145]

Oder wie es die Bibel in erfreulicher Offenheit ausspricht: »Denn besser ist es, zu heiraten als zu brennen.« (1 Kor. 7,9)

7
Heilerinnen im 17. und 18. Jahrhundert

Ab dem 16. Jahrhundert begann der Stellenwert der Ärztinnen rapide zu schwinden. Kräuterfrauen durften nur praktizieren, wenn sie sich die Lizenz vom örtlichen Bischof leisten konnten. Es gab eine Unmenge von Quacksalbern, und Ärzten jeder Art begegnete man mit Mißtrauen. Die praktischen Ärzte beschränkten sich fast durchweg auf den Aderlaß, während die unlizenzierten Heilerinnen mit ihrer altbewährten Tradition der präventiven Medizin fortfuhren und zu Kräutermitteln und diätetischen Therapieformen griffen. In einem Brief aus dieser Periode schreibt ein Mann an seine Frau:

> Gib dem Kinde keine andere Medizin, als die dir Hebammen und alte Frauen mit der Approbation eines Arztes verschreiben; denn sei versichert, daß sie aus ihrer Erfahrung besser wissen, wie man solche Kinder behandelt, als irgendein Arzt.[146]

Doktor Turbeville, ein bekannter Okkultist der Zeit, ging an den dänischen Hof, um die Prinzessin von Dänemark von einer gefährlichen Augenentzündung zu heilen. Bei seiner Rückkehr berichtet er,

> ... daß er erwartet hätte, von diesen Hofärzten etwas lernen zu können ... aber er mußte feststellen, daß sie vielmehr seine Behandlungsmethoden ausspionierten und in

dem Krankheitsfall der Dame völlig unwissend waren ...
Er kannte mehrere Hebammen und alte Frauen, deren
Ratschlag er mit viel besserem Gewissen annehmen würde als den dieser Herren.[147]

Nach seinem Tode praktizierte seine Schwester Mary Turbeville »mit gutem Leumund und Erfolg« in London weiter.[148]
The Ladies' Dispensatory, das 1651 erschien, war für Frauen verfaßt worden, die als Laien praktizierten. Frauen nahmen Privatstunden, weil ihnen der Zugang zu den Medizinschulen versagt war. In dem Haushaltsbuch der Sarah Fell findet sich folgende Stelle:

> 5. Juli 1674: 10.00 dem Bruder gegeben, damit er sie Thomas Lawson gibt, dafür daß er herüberkommt und ihn und seine Schwester in der Kräuterkunde unterrichtet.[149]

Die Pflege der Kranken und Armen war damals ein Muß für jede Person von Stande, und von der Dame des Hauses erwartete man, daß sie sich mit »Arzneimitteln und Chirurgie« auskannte. Der Vorrat, den sich Lady Falkland an »entzündungshemmenden Mitteln und Kräuterlikören« anschaffte, »falls die Nachbarn sie benötigen sollten, belief sich in einem Jahr auf eine sehr beträchtliche Summe ... Ihre Fähigkeiten lagen in der Tat weit über dem Durchschnitt.«[150]
Mrs. Elizabeth Bedell »war berühmt und eine echte Expertin in der Chirurgie, die sie bei den Massen, die sich vor ihrer Tür versammelten, reichlich Gelegenheit zu üben fand; sie behandelte stets gratis, ohne Ansehen der Person oder des Verdienstes«.[151]
Die Tagebücher aus dieser Zeit zeigen, wie sachverständig die Frauen in der Heilkunst waren. Ein Eintrag, vorgenom-

men von dem Reverend Josselin, lautet: »Meine Dame war mir Krankenschwester und Ärztin, und ich bin nunmehr guter Hoffnung. Ich nahm Abführmittel und andere Heilmittel zu mir.«[152]

Marmaduke Rawdon hatte einen Unfall mit der Kutsche und verrenkte sich den Arm, »aber als ich bei Hodsden ankam, kümmerte sich seine gute Cousine Mrs. Williams um mich mit ihrer gesamten Kunst und Fürsorge, und nach zehn Tagen war ich wieder genesen«.[153]

Gräfin Elizabeth von Kent

Elizabeth war wegen ihres Wissens in der Geburtshilfe und ihrer medizinischen Fähigkeiten berühmt. Sie schrieb ein Buch über Rezepte, die Geheimnisse der Arznei und der Chirurgie, das 1670 unter dem Titel *Manual of Choice Remedies or Rare Secrets in Physic and Surgery* erschien. Es war ein Bestseller und ging 1687 bereits in die 19. Auflage – ein deutliches Zeichen dafür, wie stark das öffentliche Interesse an der Medizin war. Sie galt damals noch als eine populäre Kunst, und viele Menschen wollten sie lernen.

Olivia Sabuco des Nantes Barrera

Olivia Sabuco des Nantes Barrera (ca. 1562) verfaßte einige philosophische Bücher über die menschliche Natur und die Funktionsweise des menschlichen Körpers. Sie spekulierte über die Natur der Pest und vermutete, daß sie von einem Gift in der Luft übertragen wird, das das Gehirn angreift und zu einem Verlust an Körperhitze und Körperflüssigkeit führt, wodurch das Gleichgewicht des Organismus durcheinandergebracht wird. Sie schreibt über die Wirkung des Schmerzes und erörtert die Frage, wie Furcht und andere

Gefühle den Körper beeinflussen. Ihre psychologischen Theorien waren ihrer Zeit weit voraus. Sie zog sich durch ihre Schriften schnell den Zorn der Inquisitoren zu, und ihre Werke wurden dem Scheiterhaufen übergeben. Nur zwei Exemplare ihres ersten Werkes überstanden diese Zeit, allerdings in einem sehr ramponierten Zustand. Ihr erstes Buch wurde im 17. Jahrhundert neu aufgelegt. Es ist in spanisch geschrieben und erörtert das Verhältnis des Menschen zur Welt und zum Alter ebenso wie eine Reihe politischer und sozialer Reformen.[154] Ohne Zweifel war Olivia eine für ihre Zeit sehr fortschrittliche Denkerin. Da aber nur Fragmente ihres Werks bekannt sind, können wir nicht genau sagen, zu welchen Einsichten sie kam.

SOPHIE VON MECKLENBURG

Sophie war die Mutter Christians IV. von Dänemark und Norwegen. Sie verwehrte den üblichen Medizinern bei der Geburt ihres Sohnes die Anwesenheit und verlangte, von einer Hebamme und einer Krankenpflegerin versorgt zu werden. Sie ließ es sich nicht nehmen, ihr Kind selbst zu säugen, was zu damaligen Zeit unerhört war, und ermutigte die skandinavischen Frauen dazu, ihren Kindern die Brust zu geben und Geburtenkontrolle zu betreiben. Sie forderte, daß Hebammen eine gründliche Ausbildung erhielten und in die Grundbegriffe der Hygiene eingeführt würden. Reinlichkeit war damals durchaus nicht an der Tagesordnung. Sophies nachdrückliche Öffentlichkeitsarbeit zahlte sich aus. Bis heute hat Dänemark die niedrigste Säuglingssterblichkeit der Welt.
Sophie versuchte, den Krankheiten durch die Isolierung von Menschen mit ansteckenden Krankheiten, Leibesübungen und einer gesunden Diät beizukommen, und führte die Ausräucherung der Kleider bei Pestfällen ein. Sie sorgte dafür,

daß Begräbnisse gründlicher ausgeführt wurden, und rief eine Kampagne gegen die Ermordung unehelicher Kinder ins Leben. Ihre Untertanen ermutigte sie dazu, regelmäßiger zu baden und gegen Läuse vorzugehen. Das Resultat war, daß die allgemeine Gesundheit und besonders die Sterblichkeitsrate sich während ihrer Regentschaft deutlich verbesserten. Als Pionierin des öffentlichen Gesundheitswesens erließ sie Gesetze, die für sachgemäße Beerdigungen und eine öffentliche Gesundheitserziehung sorgten.

Margarita Fuss

Margarita Fuss (ca. 1555) war die Tochter einer adeligen »accoucheuse« (Geburtshelferin), die sich, nachdem ihr Mann sich als unfähig erwiesen hatte, seine Finanzen zu verwalten, selber um ihren Lebensunterhalt kümmern mußte. Sie studierte Medizin, zu Beginn noch bei ihrer Mutter, später dann in Straßburg und Köln. Sie wurde bald berühmt, und ihre Dienste waren so gefragt, daß sie ganz Deutschland, Holland und Dänemark bereiste, um Kinder auf die Welt zu bringen. Sie war als »Mutter Greta« bekannt und hatte offenbar ihren ganz eigenen Stil. Sie trug ein rot und schwarz gestreiftes Kleid, eine Jacke in der Art der ungarischen Husaren, eine Tasche mit einem gestickten Schlangen-Emblem und einen Stock mit einem goldenen Knauf – und im Winter einen Umhang, der mit einem gelben Pelz besetzt war.
Margarita starb 1626, nachdem sie zuvor zur Hofärztin und Hofhebamme ernannt worden war. Man läutete die Kirchenglocken, um sie zu ehren und an ihr Leben und Werk zu erinnern.

Im siebzehnten Jahrhundert wurden die Frauen mehr und mehr aus dem öffentlichen Leben herausgedrängt und zogen sich auf Hebammentum und Krankenpflege zurück; die einzigen Bereiche in der Medizin, die ihren »niedrigen« Fähigkeiten entsprachen, und nicht einmal mehr diese blieben den Frauen vorbehalten.

Traditionellerweise war das Hebammentum ein Bereich, in dem die Frauen einige Macht besaßen, aber das sollte sich ändern. Hebammen konnten eine Menge Geld verdienen, ökonomisch gesehen war es für Männer also durchaus lukrativ, auch diesen Bereich für sich zu beanspruchen. Hester Shaw aus Barking etwa, eine berühmte Hebamme, soll im August 1666 von einer Mrs. Perrot 1000 Pfund für die Entbindung ihres Sohnes erhalten haben. Die einzige Ausbildungsmöglichkeit für diesen Beruf war die Lehre. Viele Hebammen erwarben ihre Kenntnisse allein durch Beobachtung. Im ländlichen England war es üblich, nach der Nachbarin zu schicken, wenn die Frau ihre Wehen bekam, teilweise, um einen Zeugen für die Geburt zu haben, zum Teil aber auch, um das Wissen der Hebamme weiterzugeben. Denn jede Frau konnte in die Situation geraten, Mutter und Kind medizinisch versorgen zu müssen. Deswegen wurden damals mehrere Handbücher verfaßt, wie zum Beispiel Jane Sharps *The Midwife Book*. Es war das Ergebnis 30jähriger Erfahrung. Jane Sharp schrieb das Buch bewußt in einer einfachen Sprache, damit es auch den einfachsten Hebammen zugänglich war. Sie war der festen Überzeugung, daß Hebammen den menschlichen Körper kennen müßten, um richtig praktizieren zu können. Ihr Buch beschäftigt sich mit der Anatomie, den Signalen der Schwangerschaft und Krankheiten, die nach der Entbindung auftreten können. Es gab auch Tips, wie man eine gute Krankenschwester findet und das Baby versorgt. Sie schreibt, daß sie

> ...oft traurig dasaß bei dem Gedanken an die vielen Leiden, die Frauen durch die Hände ungebildeter Hebammen

erleiden müssen. Viele dieser Frauen geben vor, diese Kunst zu beherrschen, ohne die geringsten Kenntnisse in der Anatomie zu besitzen, obwohl diese der Hauptaspekt sind.

Hebammen, so betont sie, müssen spekulativ und zugleich praktisch veranlagt sein. Die Hebammenkunst ist

> ... das natürliche Vorrecht der Frauen ... Es sind nicht die großen Worte, durch die die Arbeit getan wird. Auch ohne Griechischkenntnisse kann man diese Arbeit erlernen. Worte sind nur Schalen, an denen wir uns manchmal die Zähne ausbeißen ... Es ist sehr löblich für Männer, ihre freie Zeit auf tiefe Spekulationen zu verwenden. Aber die Hebammenkunst ist unsere Angelegenheit.[155]

Nicholas Culpeper (1616–1654), ein berühmter Naturheilkundiger des 17. Jahrhunderts, schrieb ebenfalls ein Buch für Hebammen, das zu einem Bestseller wurde. Er war fast der einzige männliche Mediziner, der von männlichen Geburtshelfern nicht viel hielt:

> Verehrungswürdige Schwestern, Ihr gehört zu denen, die meine Seele liebt, und derer ich in meinen täglichen Gebeten gedenke ... Ich bitte Euch, macht Gebrauch von den Regeln, die ich hier niedergelegt habe. Sie sind klar und einfach genug ... Wenn Ihr sie anwendet, wird Euch Eure Arbeit leichter fallen, und Ihr werdet die Hilfe des Geburthelfers nicht mehr benötigen, was allemal eine Herabwürdigung ist, nicht nur für Euch, sondern auch für Euren Berufsstand ... Alle Vollkommenheit, zu der eine Frau sich entwickeln kann, sollte sich auch in einer Hebamme finden ... Wenn *einer Weisheit sucht, laß sie ihn bei Gott suchen,* nur nicht an der Ärzteschule, denn sie könnten unverrichteter Dinge zurückkehren, es sei denn, sie brächten es zu viel Geld.[156]

Mrs. Elizabeth Cellier versuchte, die Ausbildung und Arbeitsweise des Berufsstandes neu zu organisieren. Zur damaligen Zeit (1642) wurden Hebammen von der Ärztekammer lizenziert, allerdings mußten sie zuvor drei Examina vor sechs Hebammen und sechs in Geburtshilfe ausgebildeten Ärzten ablegen. Diese Praxis war 1662 nicht mehr üblich. Es genügte die Entrichtung einer Abgabe an das ärztliche Aufnahmegremium und der Eid gegen das Papsttum. Mit der Lockerung der Regeln nahm die Kindersterblichkeit wieder deutlich zu. Mrs. Cellier richtete 1687 eine Petition an James II., um die Hebammen unter einer königlichen Satzung zu vereinigen. Sie unterbreitete ihm die folgenden Zahlen: In den zwanzig Jahren von 1642 bis 1662 starben 6000 englische Frauen im Kindbett, das heißt 300 Frauen pro Jahr. Es gab zudem schätzungsweise 13 000 Fehlgeburten und 5000 Kinder, die ohne Not direkt nach der Geburt starben. Mrs. Cellier versicherte, daß der größte Teil dieser Todesfälle auf die mangelnden Fähigkeiten der Geburtshelfer zurückzuführen seien. Sie schlug vor, ein königliches Hospital für Mütter zu bauen, das mit ausgebildeten Geburtshelfern besetzt und zu einem Modell für Hygiene und Sauberkeit werden sollte. Es sollte Hebammen und Krankenschwestern ausbilden und eine Heimstätte für uneheliche Kinder werden. Mrs. Cellier legte detaillierte Pläne vor, um das notwendige Geld zu beschaffen, aber die Ängstlichkeit ihrer Kollegen und die Gleichgültigkeit der Öffentlichkeit erschwerten ihre Arbeit. Sie ließ sich jedoch nicht davon abbringen, ihre Pläne dem König vorzulegen. Er aber versagte ihr jede Unterstützung. Empört wandte sie sich öffentlich gegen die Monarchie. Sie wurde deswegen an den Pranger gestellt und mußte mitansehen, wie man ihre Bücher vor ihren Augen verbrannte.[157]

Mrs. Celliers Vorschlag war, die Hebammen 1. Klasse anzahlmäßig auf 1000 zu beschränken und eine Zulassungsgebühr von 5 Pfund plus jährlich noch einmal den gleichen Betrag an die Gilde zahlen zu lassen. Alle Hebammen aus dieser Klasse sollten die Positionen von Oberschwestern und Regierungsassistentinnen bekleiden dürfen. Weitere Hebammen sollten für die Hälfte des Betrages in das zweite Tausend aufgenommen werden. Das Geld, das so zusammenkam, war für »ein großes und bequemes Haus oder Hospital« bestimmt, »in dem Kinder zur Welt kommen und ausgesetzte Kinder aufgenommen werden könnten. Es soll der Fürsorge, Führung und Aufsicht einer Erzieherin unterstehen, eine Sekretärin und zwölf Krankenschwestern haben... Die Kinder schließlich sollen nach ihren jeweiligen Fähigkeiten ausgebildet werden.« Mrs. Cellier schlug vor, in allen Kirchen, Kapellen und religiösen Einrichtungen Sammelbüchsen aufzustellen und zwölf kleinere Hospitäler in den zwölf größten Gemeinden zu gründen, die von zwölf Oberschwestern geleitet wurden. Sie sollten die Hebammen bei ihrer Arbeit während und nach der Geburt unterstützen. Dem König kam in ihrem Konzept die Aufgabe zu, die Hebammen unter einer königlichen Satzung zu vereinigen, mehr verlangte sie nicht von ihm.

Adelige Frauen hatten damals die relative Freiheit und die Mittel zu studieren. Eine dieser Frauen, Lady Willoughby, ging nach Italien, um dort ein Medizinstudium aufzunehmen. Sie fühlte sich für die Medizin berufen, nachdem ihr eigenes Kind und die dreier Nachbarinnen gestorben waren. Sie sammelte Kräuter und studierte ihre Eigenschaften. Nach ihrem Studium zurückgekehrt, eröffnete sie eine Praxis. Weitere adelige Frauen, die im Heilberuf praktizierten, waren Lady Warwick, Lady Alice Luce, Lady Mainard und Lady Arundell, die *Physick and Chirgery,* ein Buch über Arzneien und Chirurgie, schrieb. Lady Mainard, die zur Zeit Charles II. von England lebte, diente »ihren kranken Nachbarn als praktischer Arzt... Sie versorgte ihre widerlichen Geschwüre, gab ihnen zu essen und beherbergte sie, bis sie wieder genesen waren, oder beerdigte sie, wenn sie starben«.[158]

Anne Woolley aus London schrieb 1674 ein Buch für Frauen über Diät und Medizin. Richtig abenteuerlich liest sich die Geschichte von Lady Anne Halkett (1622–1699), die bei der Schlacht von Dunfermline als Chirurgin der königlichen Armee diente. Nach der Schlacht von Dunbar (1650) nahm sie bei Perth den persönlichen Dank des Königs entgegen. Sie war aber nicht nur Chirurgin, sondern auch Krankenschwester, Hebamme und Ärztin. Sie wurde in Newcastle gefangengenommen und eingesperrt. Dort versorgte sie die Insassen des Gefängnisses und half sogar bei der Geburt einiger Kinder. Sie soll zudem James II., dem König von Schottland, geholfen haben, als Frau verkleidet seinen Feinden zu entkommen. Zum Dank vermachte er ihr eine Jahresrente von 100 Pfund.

LOUYSE BOURGOISE

Louyse (oder Loyse) Bourgoise (1563–1636) war eine berühmte französische Hebamme. Sie studierte im Pariser Vorort Saint Germain. Später heiratete sie Martin Boursier, den Assistenten des berühmten Chirurgen Ambroise Paré. Als Heinrich II. die Pariser Vororte plünderte, mußte sie mit ihren drei Kindern und ihrer Mutter fliehen. Um ein Auskommen zu haben, erlernte sie von Paré und ihrem Mann die Geburtshilfe, und als der Frieden wiederhergestellt war, trat sie der Gilde der Hebammen bei und machte ihre Praxis auf. Sie wurde eine beliebte Hebamme in der adeligen Schicht, und 1609 hatte sie bei insgesamt 2000 Geburten geholfen. Ihr erstes größeres Werk wurde 1609 veröffentlicht.[159] Es war die umfassendste Schrift über Geburtshilfe seit Trotulas Werk, das nun schon einige Jahrhunderte zurücklag. Sie behandelt darin die unterschiedlichsten Themen, darunter Anatomie, Diagnose, die Phasen der Schwangerschaft, Probleme bei Wehen, die günstigste Lage des Fötus, Mehrfachgeburten, postnatale Vorsorge und das Stillen. Louyse erkannte, daß falsche Ernährung ein wichtiger Faktor bei der Anämie war, und schlug als erste vor, heranwachsenden jungen Frauen zusätzliches Eisen zu verabreichen, wodurch sie das Problem an den Wurzeln anpackte. Die zweite Ausgabe dieses Buches, die 1617 erschien, enthielt eine lange Liste von klinischen Fällen. Das Buch erlebte viele erweiterte Auflagen und wurde in vier Sprachen übersetzt. Die Autorin warnte, daß Syphilis, die Geißel Europas, sich auf den Fötus übertragen und zu Sterilität oder zum Tod des Kindes führen könne.

Angélique-Marie Leboursier Ducoudray

Angélique-Marie Leboursier Ducoudray (1712–1789) arbeitete 22 Jahre lang an verschiedenen Orten Frankreichs als Professorin für Geburtshilfe und Anatomie. Sie führte den Gebrauch anatomischer Modelle für das Erlernen der Entbindungstechniken ein und veröffentlichte 1759 ein Buch, das fünf Auflagen erlebte. Im selben Jahr erhielt sie trotz der vehementen Proteste der männlichen Ärzte das jährliche Stipendium von Ludwig XV., das es ihr erlaubte, in allen Krankenhäusern Frankreichs Geburtshilfe zu unterrichten.

Damals wurde Amerika gerade von den Europäern kolonisiert. Viele Europäer hatten ihre Heimatländer verlassen, um der politischen oder religiösen Verfolgung zu entkommen. Die Frauen fungierten als Hebammen, Krankenschwestern, Ärztinnen und Chirurginnen. Jeanne Mace (1603–1673) eröffnete 1664 in Quebec ein Hospital, vermutlich das erste im späteren Kanada. Die Pionierfrauen besaßen

Freiheiten, die ihnen in Europa versagt geblieben waren. Bei der geringen und weit verstreuten Bevölkerung war jeder, der ärztliche Hilfe leisten konnte, gleich welchen Geschlechts, herzlich willkommen. Man vermutet, daß die Kolonisten von den Indianerinnen vieles über die einheimischen Pflanzen lernten. Allerdings erfährt man über diese Beziehungen nur sehr wenig. Das Geschenk, das die Europäer den Ureinwohnern brachten, war weniger wertvoll: tödliche Pocken, Geschlechtskrankheiten, Masern und Grippe. Die Kolonistinnen waren von einem harten Menschenschlag. Mrs. Thomas aus Marlborough soll bis ins 87. Lebensjahr hinein mit dem Pferd oder auf Schneeschuhen Hunderte von Meilen durch den Wald gereist sein, um sich um die Mütter und ihre Babys zu kümmern. Einer Mrs. Whitmore wird auf ihrem Grabstein gedacht. Sie war bei über 2000 Geburten anwesend, ohne jemals ein Kind zu verlieren – ein erstaunlicher Rekord, der noch heute jeden Geburtshelfer vor Neid erblassen läßt.[160]

Es gab zu dieser Zeit in Deutschland mehr Ärztinnen als in anderen europäischen Ländern. Die Herzogin Eleonora von Troppau veröffentlichte sechs Bücher über Medizin, die eine enorme Verbreitung hatten und länger als hundert Jahre immer wieder neu gedruckt wurden. Einige ihrer Rezepte sind auch heute noch im Gebrauch, so zum Beispiel eine Salbe gegen Furunkel und Abszesse für die ungarische Königin, die aus Brombeerblättern, Rosmarin und dreißig anderen Bestandteilen hergestellt wurde.[161]

Maria Schürmann

Die begabte Holländerin Maria Schürmann (1606–1678) legte an der Universität von Utrecht ihr juristisches Examen ab und wurde dort Lehrerin für Philologie und Geschichte.

Sie studierte Medizin und war besonders an der Behandlung von Augenkrankheiten und Blindheit interessiert. Sie sprach zwölf Sprachen und verfaßte und las medizinische Bücher in lateinischer, arabischer und hebräischer Sprache. Sie arbeitete als Ärztin und behandelte Kranke zu Hause und in Krankenhäusern. Sie war auch Künstlerin und Dichterin und eine starke Verfechterin der Frauenrechte. Sie weigerte sich, einen holländischen Dichter namens Cats zu heiraten, um sich ganz ihrer Arbeit widmen zu können. Im Jahre 1648 schrieb sie eine Dissertation, in der sie nachwies, daß Intelligenz keine Frage des Geschlechts ist.[162]

ELLENA CORNERO

Die Italienerin Ellena Cornero (1646–1684) war eine in ganz Europa berühmte Linguistin und Wissenschaftlerin. Sie wurde in Venedig geboren, graduierte in Padua zur *Magistra* der Geisteswissenschaften und ließ sich dort auch als Lehrerin nieder. Ein Zeitgenosse berichtet, daß ihr alle Gelehrten Roms und Sienas zu Füßen lagen. Sie lehrte Mathematik und Medizin und veröffentlichte 1688 ein dreibändiges Werk.[163]

CHRISTINA

Christina, die Tochter des schwedischen Königs Gustav Adolf, war eine begeisterte Wissenschaftlerin und Gelehrte. Sie studierte Astronomie, Geologie und Chemie und lernte bei Descartes und Hermann Conring Physik und Geschichte. Sie las die lateinischen Klassiker. Besonders interessierte sie sich für Pharmakologie und forschte intensiv im Bereich der Chemie und ihren medizinischen Anwendungsmöglichkeiten. Christina stand mit den großen Denkern ihrer Zeit in

Korrespondenz und ermutigte sie, ihre Gedanken zu veröffentlichen. Am schwedischen Hof versammelten sich die brillantesten Köpfe ihrer Zeit. Allerdings war sie im protestantischen Schweden sehr unpopulär, weil sie zum Katholizismus überwechselte. Sie weigerte sich zu heiraten, was für eine königliche Prinzessin unerhört war. Sie bekannte sich offen zu ihrem Lesbentum und trug Männerkleidung.[164] Wo auch immer sie erschien, stieß sie die Gesellschaft vor den Kopf, was sie in ihrem späteren Leben teuer bezahlen mußte. Sie gab einen großen Teil des Geldes ihres Landes aus. Wegen ihrer mangelnden Popularität verzichtete sie auf den Thron und reiste 1654 nach Rom, wo sie mit ihren Studien in der Chemie und der Medizin fortfuhr. Zweimal versuchte sie noch, ihren Thron wiederzugewinnen, beide Male jedoch ohne Erfolg. Ihr Leben ist geheimnisumwölkt. Sie starb einsam und völlig mittellos, von allen, die sie kannte, im Stich gelassen. Nur der Papst gedachte ihrer und ließ zu Ehren ihres Übertritts eine Statue errichten.[165]

DIE GRÄFIN VON CHINCHON

Gräfin von Chinchon, der Frau des spanischen Vizekönigs von Peru, wird das Verdienst zugeschrieben, die Cinchona-Rinde (Chinin) nach Europa gebracht zu haben. Schwerkrank und durch die Malaria dem Sterben nah, wandte sich der Vizekönig an die peruanischen Indianer, die für ihn bis tief in die Anden reisten, um diese Rinde herbeizuschaffen. Im Jahre 1638 nahm die Gräfin diese Rinde mit nach Spanien, wo gerade eine Malaria-Epidemie herrschte. Der schwedische Botaniker Carl von Linné gab der Cinchonapflanze ihr zu Ehren diesen Namen.

Lady Montagu

Lady Montagu wird die »Entdeckung« der Pockenimpfung zugeschrieben. Diese Krankheit war die große Geißel des 17. Jahrhunderts, die Sterberate lag bei fünfzig Prozent. Allein in einem Jahr gab es fast 60 000 Tote. Ludwig XV. und die englische Königin Maria starben an dieser Krankheit, die auch vor Rang und Namen keinen Halt machte.
Lady Montagu war aufgefallen, daß türkische Frauen ihre Kinder gegen diese Krankheit impften. 1717 schrieb sie einer Freundin:

> Die Pocken, bei uns so tödlich und allgegenwärtig, sind hier völlig harmlos – dank des *Pfropfens,* wie sie es hier nennen. Es gibt eine Reihe alter Frauen, die sich jeden Herbst im September, wenn die große Hitze aufgehört hat, dieser Aufgabe annehmen... Die alten Frauen kommen mit einer Nußschale, die mit dem besten Pockenmaterial gefüllt ist.[166]

Es wurde eine Vene geöffnet und ein wenig von dem Gift in die Öffnung geträufelt, woraufhin man die hohle Nußschale auf der Wunde festband. Der Patient bekam zwei Tage lang ein leichtes Fieber, aber keine Pockennarbe. »Am 13. Tag wurde der Eiter eines gesunden Kindes genommen... und von Patient zu Patient getragen.«[167] Es wurde bei den reichen Leuten zur Mode, sich trotz der vehementen Bedenken des Ärztestandes und der Kirche auf diese Weise selbst gegen die gefürchtete Krankheit zu impfen.

Elizabeth Blackwell

1737 schrieb Elizabeth Blackwell (1712–1770) das Kräuterbuch *The Curious Herbal*. Sie war Ärztin und Geburtshelferin und hatte Botanik und Anatomie bei ihrem Mann, einem Apotheker, und bei Doktor James Douglas, einem berühmten Geburtshelfer und Chirurgen, studiert. Ihr Mann kam 1737 wegen Schulden ins Gefängnis, aber Elizabeths Buch konnte das erforderliche Geld aufbringen. Der unglückliche Mann wurde jedoch später wegen einer Verschwörung gegen den König von Schweden hingerichtet. Das *Curious Herbal* ist mit 500 sehr schönen Kupferstichen illustriert und erschien in zwei Bänden. Die Muster stammten aus dem Heilkräutergarten in Chelsea, der damals ihrem späteren Freund Sir Hans Sloane gehörte. Elizabeth studierte Geburtshilfe bei Doktor Smellie, einem sehr respektierten Arzt, und eröffnete schließlich eine eigene, äußerst erfolgreiche Praxis.

Martha Mears

Martha Mears verfaßte 1797 ein Buch über Geburtshilfe und Frauenheilkunde *The Pupil of Nature or Candid Advice to the Fair Sex*, das fünf Auflagen erlebte. Sie beschreibt darin den richtigen Gebrauch von Zangen, erörtert Maßnahmen gegen das Kindbettfieber und spricht über allgemeine Hygiene. Sie sah die Schwangerschaft als natürliches Ereignis und nicht als medizinischen Notfall, den man unter Kontrolle bekommen muß. Martha Mears ermutigte die Frauen, sich für Kunst zu begeistern und mit der Natur zu kommunizieren. Sie ermöglichte es Frauen auch, zusammen mit Männern am neuen Wochenbetthospital zu studieren, was für ihre Zeit etwas ganz Neues war.

Mrs. Hutton

Mrs. Hutton war eine berühmte Naturheilkundlerin, die erfolgreich mit der Anwendung des Digitalis, einer herzwirksamen Droge aus den Blättern des Fingerhuts, experimentierte. Einmal wurde der Dekan von Oxford zu ihr gebracht, der mit schweren Herzbeschwerden im Sterben lag. Sie heilte ihn und wurde über Nacht berühmt. Doktor Withering erfuhr von dieser Kur und erwarb nach langem Feilschen das Rezept. Mrs. Hutton hatte herausgefunden, daß die Pflanze zu einem bestimmten Zeitpunkt gepflückt und mit anderen Heilmitteln vermengt werden mußte, um ihre Wirkung zu verbessern. Sie war eine Botanikerin und Pharmazeutin, die mit verschiedenen Dosierungen und Mischungen experimentierte, bis sie die richtige Mixtur gefunden hatte. Sie war nicht, wie uns die Medizingeschichte glauben machen will, eine alte Frau, die zufällig auf diese Pflanze stieß, sondern eine ausgebildete und kluge praktizierende Ärztin, die ihre Kräuter an ihren Patienten erprobte, ihre Wirkungen studierte und so ein ideales Mittel gegen die kongestive Herzschwäche und die Wasserretention entdeckte. Wir wissen nicht, warum sie ihr Rezept an Doktor Withering verkaufte oder wieviel Geld er ihr bot. Wir können nur sagen, daß es 1785 unter seinem Namen in der britischen Pharmakopöe (amtliches Arzneibuch) erschien und bis heute gegen Herzfehler verwendet wird.

Salomee Anne Roussietski

Salomee Anne Roussietksi (ca. 1718) wurde im Alter von dreizehn Jahren an einen Okkultisten namens Halpir verheiratet, der sie mit nach Konstantinopel nahm, wo er eine ärztliche Praxis besaß. Sie studierte bei ihm Medizin und arbeiteten Seite an Seite mit ihm. Schon nach sehr kurzer Zeit war sie erfolgreicher als er. Er wurde eifersüchtig und wütend und verschwand eines Tages mit ihrer gesamten Barschaft. Er ließ sie mit ihrem gerade geborenen Kind und ohne einen Pfennig Geld allein zurück. Nachdem sie sich

von der Geburt und vermutlich von ihrem Schock erholt hatte, lieh sie sich bei einigen reichen Türken Geld und zog nach Adrianopel und später in andere Städte, wo sie sich als Ärztin ihren Lebensunterhalt verdiente. Sie fand Halpir schließlich in Sofia wieder, krank und völlig mittellos. Er tat ihr leid, und sie half ihm wieder auf die Beine, doch nur um ihn kurz darauf an die Pest zu verlieren. Wiederum allein, sah sie sich den Nachstellungen eines reichen Türken ausgesetzt, der sie heiraten wollte. Aber sie hatte kein Interesse. Er war darüber so wütend, daß er sie als Spionin verhaften ließ. In Gefängnis kurierte sie den Wächter von einer Wundrose, worauf dieser ihr aus Dankbarkeit die Flucht ermöglichte. Schließlich kam sie wieder in ihre Heimatstadt, wo sie eine Praxis eröffnete und noch einmal heiratete. Als der österreichisch-türkische Krieg ausbrach, reiste sie nach Petersburg, um dort einige Freunde aus der Gefangenschaft zu befreien. Als sie wieder zurückkam, mußte sie feststellen, daß sich ihr zweiter Mann mit der gesamten Barschaft aus dem Staub gemacht hatte und sie wieder schwanger war. Sie machte abermals eine Praxis auf und kehrte 1759 nach Konstantinopel zurück, wo sie schließlich Ärztin im Harem von Moustapha wurde. Dort war sie vermutlich vor den Männern sicher. Was danach mit ihr geschah, ist nicht bekannt.
Drei Länder, die Türkei, Österreich und Polen, beanspruchten Salomee Anne Roussietski als erste Ärztin ihres Landes.

8
FRAUEN EROBERN DEN BERUF: DER KAMPF DER ÄRZTINNEN IM 19. JAHRHUNDERT

> »Ich hatte keinerlei medizinischen Umgang, der Berufsstand verhielt sich zurückhaltend, und die Gesellschaft mißtraute allen Neuerungen. Mit der Post kamen unverschämte Briefe, und meine finanzielle Situation war eine Quelle ständiger Sorge.«
> Elizabeth Blackwell über ihre Erfahrungen als »erste« Medizinerin[168]

Das Aufkommen der Suffragetten-Bewegung in den Vereinigten Staaten und in Europa war ein Vorbote der Forderung, die Berufe für Frauen zu öffnen und sie endlich am Arbeitsleben der Gesellschaft teilnehmen zu lassen. Allmählich begannen die Universitäten, ihre Tore für Frauen zu öffnen, und der Gedanke, daß Frauen der Mittelklasse Berufe ausübten, fand in der Gesellschaft mehr und mehr Akzeptanz, ja sogar Befürwortung. Die Medizin war eine der letzten männlichen Bastionen, die von den Frauen gestürmt wurden, und ihr Kampf um das Medizinstudium war lang und bitter. Zwar gehörten die Scheiterhaufen der Vergangenheit an, die physische und psychische Gewalt, der diese Pionierfrauen ausgesetzt waren, nahm manchmal aber ähnlich grausame Ausmaße an.

Frauen der reichen Mittelklasse und der Oberschicht kämpften in Europa und den USA um ihre Zulassung zu den Medizinschulen. Einige von ihnen waren radikal wie Sophia Jex-Blake, andere politisch ebenso rückschrittlich wie ihre

männlichen Kollegen. Elizabeth Garret-Anderson zum Beispiel befürchtete, die »falschen« Frauen könnten zur Medizinausbildung zugelassen werden. Vermutlich meinte sie Frauen aus der falschen Klasse, mit der falschen Hautfarbe oder mit den falschen politischen Ansichten.
Einige der neuen Ärztinnen waren Anhänger der populären Gesundheitsbewegungen des 19. Jahrhunderts (der Naturheilkunde etwa oder der hygienischen oder präventiven Medizin), während andere diese neuen Methoden mieden, um nicht noch stärkere Verunglimpfungen seitens ihrer männlichen Kollegen zu provozieren. Sie drängten ihre Kolleginnen, sich der orthodoxen wissenschaftlichen Doktrin zu unterwerfen und von den neuen medizinischen Behandlungsmethoden Abstand zu nehmen.

Harriot Hunt

Harriot Hunt (1805–1875) wird allgemein als die erste qualifizierte Ärztin der Vereinigten Staaten angesehen, obwohl es damals keine offizielle Behörde gab, die niedergelassene Ärzte registrierte. Sie kam durch die lange Krankheit ihrer Schwester zur Medizin, die auf traditionelle Behandlungsmethoden nicht ansprach. Erst die Naturheilkundlerin Mrs. Mott konnte sie von ihrem Leiden befreien. Sowohl Harriot als auch ihre Schwester beschlossen, bei ihr zu studieren. Nach ihrer Ausbildung eröffnete Harriot 1835 in Boston eine Praxis. Verbittert beschreibt sie ihre Erfahrungen als isolierte Heilpraktikerin: »Hätte ich Cholera, Tollwut, Pocken oder eine andere bösartige Krankheit gehabt, ich hätte kaum mehr gemieden werden können, als ich es wurde.«[169] Sie wurde von ihren männlichen Kollegen geächtet, der Zutritt zu medizinischen Institutionen war ihr untersagt. Nach zwölf Jahren Arbeit als praktische Ärztin beschloß sie, sich medizinisch weiterzubilden, und bewarb

sich an der *Medical School* in Harvard. Sie schickte ihre Bewerbung an den Dekan dieser Medizinschule, Oliver Wendell Holmes, der ihren Antrag unterstützte. Aber dies sollte ihr wenig nützen. Zum Zeitpunkt ihrer Bewerbung war Harriot 42 Jahre alt, und die beigelegte Photographie zeigt sie als eine »matronenhafte« Dame, die wohl kaum dazu geeignet war, das sexuelle Begehren ihrer jüngeren männlichen Kollegen zu wecken.[170] Ihre Bewerbung wurde trotzdem als »unpassend« abgelehnt. Harriot war empört über so viel Starrköpfigkeit und die mangelnde Bereitschaft, über ihren Fall auch nur nachzudenken. Bis zu diesem Zeitpunkt war sie in keiner Frauenrechtsbewegung aktiv gewesen, aber diese ungerechte Behandlung weckte ihr politisches Bewußtsein. Sie wurde schon bald eine Stütze der damals gerade entstehenden Frauenbewegung in den USA. Als Harriot erfuhr, daß Elizabeth Blackwell an einem richtigen Medizincollege angenommen worden war, bewarb sie sich erneut. Diesmal konnte sie die Fakultät überzeugen, und sie wurde zusammen mit drei schwarzen Studenten angenommen. In einem Brief schreibt Harriot: »Indem Sie Ihre Pforten für Frauen öffnen, lassen Sie Geist in Ihre Vorlesungssäle einziehen.«[171] Dies war eine klare Anspielung darauf, daß die vier neuen Studenten in erster Linie Medizinstudenten und erst in zweiter Linie weiblich oder schwarz waren.
Die anderen Studenten allerdings waren da anderer Meinung. Sie behaupteten, daß, wenn Schwarze diesen Kurs machen dürften, ihr Abschluß bald an Wert einbüßen würde. Harriot, so meinten sie, beginge Verrat an ihrem eigenen Geschlecht und müßte ausgeschlossen werden, um die Würde der Institution zu wahren.[172] Die Anwesenheit von Schwarzen empfanden sie als gesellschaftlich anstößig. Keinem der vier wurde erlaubt, auch nur an einer Vorlesung teilzunehmen. Erst 1944, also fast hundert Jahre später, ließ der Vorstand der *Medical School* in Harvard Frauen zu.

Harriot Hunt arbeitete weiter in ihrer Praxis und erhielt 1853 nach 25 Jahren die Ehrendoktorwürde des *Female Medical College* von Pennsylvania.

Wie viele ihrer Kolleginnen engagierte sich Harriot für präventive Medizin, wobei ihr Interesse an diesem Bereich durch die Erfahrungen mit ihrer Schwester und durch ihre Ausbildung wachgerufen worden waren. Besonders wichtig waren ihr die richtige Diät, Leibesübung und gesunde Kleidung. Die Mode ihrer Zeit war äußerst unbequem und zum Teil sogar gesundheitsschädigend. Die extrem schmalen Taillen wurden durch erstickend enge Korsetts erzielt, und manche Frauen ließen sich sogar die Rippen brechen oder herausnehmen, um sie noch schmaler zu machen. Hinzu kommt, daß die kleinen Körper das Gewicht der schweren Krinolinen und den Trägerreifen mit seinen vielen Petticoatschichten tragen mußten.

Harriot Hunt war der Überzeugung, daß viele Krankheiten eine soziale oder psychologische Ursache hatten, die von weiblichen Ärzten eher erkannt würden als von ihren männlichen Kollen, weil sie einfühlsamer und bessere Zuhörer waren. Ein wesentlicher Teil ihrer Arbeit hatte einen aufklärerischen Impuls. Sie hielt bei den verschiedensten Frauengruppen Hunderte von Vorlesungen über die Gesundheit der Frau, um das weibliche Laienpublikum über den Körper und seine Funktionen aufzuklären. Sie blieb fest entschlossen, »in der Öffentlichkeit das Bewußtsein zu wecken, daß Frauen unbedingt in diesem Beruf zugelassen werden müssen«.[173]

Am Silberjubiläum ihrer praktischen Tätigkeit kamen unzählige Freunde, die sie mit Blumen krönten und ihr einen goldenen Ring als Ausdruck ihrer Ehe mit ihrem Beruf überreichten. Als sie 1875 starb, errichtete man an ihrem Grab eine Statue der Hygeia, der Göttin der Heilkunst, die von Edmonia Lewis, einer farbigen Bildhauerin, angefertigt worden war.

Elizabeth Blackwell

Galt Harriot als erste Medizinerin der USA, so war Elizabeth Blackwell (1821–1910) ihre erste Studentin. Sie wurde in Bristol, England, als Tochter einer sehr nonkonformistischen Familie geboren. Ihr Vater, Samuel, war ein Anhänger von Wilberforce, dem Gegner des Sklavenhandels. Elizabeth entwickelte schon in jungen Jahren ein politisches Bewußtsein und erzählt, wie sie und ihre Schwester aus Protest gegen den Sklavenhandel den Zucker aufgaben. Ihre Familie emigrierte 1832 in die USA und ließ sich in Cincinnati nieder. Nach dem Tod ihres Vaters leiteten Elizabeth und ihre Schwester eine Schule, um die Familie zu unterstützen, und engagierten sich im Kampf für eine bessere Bildung der Frauen. Im Jahre 1845 beschloß sie, eine medizinische Karriere zu beginnen, nachdem sie miterlebt hatte, wie eine Freundin starb, die ihrer Überzeugung nach weniger gelitten hätte, wenn sich eine Frau um sie gekümmert hätte. Natürlich erfuhr sie von den männlichen Kollegen, die sie ansprach, keinerlei Unterstützung, aber das stärkte ihren Entschluß nur. »Der Gedanke, einen Doktorgrad zu erwerben, nahm langsam den Charakter eines großen moralischen Feldzuges an, und dieser moralische Kampf übte eine große Faszination auf mich aus.«[174]

Über ein Gespräch, das sie mit einem Arzt führte, der sie von ihrem Entschluß abzubringen versuchte, schreibt sie:

> Ich sagte dem Arzt, daß ich selbst, wenn mich der Pfad der Pflicht in die Hölle führe, diesen gehen würde; und ich wisse, daß ich meinerseits nicht zu einem Teufel würde, nur weil ich mit Teufeln zusammenarbeiten müsse – woraufhin er mich nur anstarrte.[175]

Elizabeth wandte sich an eine Reihe medizinischer Colleges. Obwohl viele privat mit ihr sympathisierten, wollte niemand das Risiko eines öffentlichen Skandals eingehen und den Zorn des Ärztestandes auf sich ziehen. Man riet ihr, entweder nach Paris zu gehen, um dort zu studieren, oder sich als Mann zu verkleiden. Ihre Antwort war eindeutig: »Es war in meinen Augen ein moralischer Kreuzzug, den ich führte, eine Frage von Gerechtigkeit und Vernunft, und er mußte bei Tageslicht ausgetragen werden, mit öffentlicher Zustimmung. Nur so war das Ziel zu erreichen.«[176] Schließlich lud das *Geneva Medical College* in New York sie ein, sich dort zu immatrikulieren. Obwohl sie von den Studenten ein wenig aufgezogen wurde, stellte sie für diese als einzelne Frau keinerlei Gefahr dar. So wurde sie dort zugleich geduldet und herablassend behandelt:

> ... die Damen blieben auf der Straße stehen und starrten mich an wie ein seltsames Tier. Später fand ich heraus, daß ich so sehr gegen den Anstandssinn verstoßen hatte, daß man schnell zur Auffassung kam, daß ich entweder eine verdorbene Frau sei, deren wahre Absichten bald zum Vorschein kommen würden, oder daß ich verrückt sein müsse und mein Wahnsinn bald deutlich ausbrechen und unverkennbar werden würde.[177]

Mit Schrecken erinnert sie sich der Brutalität, mit der Ärzte gynäkologische Untersuchungen durchführten: »Es war eine schreckliche Entblößung und für jede Frau erniedrigend, einer solchen Tortur ausgesetzt zu sein.«[178] Diese Erfahrung und ihr Medizinpraktikum in der Frauenstation für Syphiliskranke des Blockley-Armenhauses bestärkten ihren Entschluß, den Doktortitel zu erwerben, damit Frauen endlich die Möglichkeit hätten, von Ärzten ihres eigenen Geschlechtes behandelt zu werden.
Elizabeth erhielt 1848 den Doktortitel und ging nach England, wo sie freundlich aufgenommen wurde. Sie erhielt die Erlaubnis, sich auf den Krankenstationen des Bartholo-

mäushospitals weiterzubilden, und wurde von den Medizinprofessoren akzeptiert – mit Ausnahme des Professors für Frauenkrankheiten. Elizabeth traf auch mit Florence Nightingale zusammen, und die beiden schlossen eine Freundschaft fürs Leben. Sie unterstützten einander und sprachen sich in ihrem Kampf, als professionelle Arbeitskräfte im Ärzteberuf anerkannt zu werden, gegenseitig Mut zu.

Als sie nach New York zurückkehrte, gründete sie eine Praxis, aber sie mußte bald feststellen, daß sie sich ein schweres Los gewählt hatte. Mit der Ausübung ihrer Tätigkeit stieß sie innerhalb und außerhalb ihres Berufsstandes auf enormen Widerstand. Sie sah sich ständigen körperlichen und verbalen Attacken von Männern ausgesetzt, die sie auch mitten in der Nacht terrorisierten. Finanzielle Sorgen verschlimmerten ihre Probleme noch zusätzlich. »Es ist doch sehr hart, ohne jede Unterstützung außer einem hehren Zweck gegen alle diese verschiedenen Formen gesellschaftlicher Unterdrückung anzukämpfen... Ich hätte wirklich gerne ein wenig Spaß hier und da. Das Leben ist doch alles in allem allzu ernüchternd.«[179]

Wie Harriot Hunt erkannte auch Elizabeth die Bedeutung der Öffentlichkeitsarbeit und hielt 1852 eine Reihe von Vorlesungen über die körperliche Erziehung von Mädchen. Sie ließ sie in Form von Pamphleten unter dem Titel *Laws of Life in Relation to the Physical Education of Girls* drucken.

Im Jahre 1853 eröffnete sie eine kleine Krankenhausapotheke für Frauen der Unterschicht und ihre Kinder, aus der später das *New York Infirmary for Women and Children* wurde. Es hatte einen ärztlichen Mitarbeiterstab, der ausschließlich aus Frauen bestand, und einen männlichen Vorstand. Natürlich mußte sie mit viel Widerstand und schrecklichen finanziellen Problemen kämpfen, aber mit der Unterstützung der örtlichen Aktivistinnen überlebte das Projekt.

Es diente zugleich als Ausbildungsstätte für Medizinstudentinnen, die Elizabeth auf ihrem Weg folgten, und bot qualifizierten Frauen eine erste Möglichkeit zu praktizieren. Trotz der Bedenken, daß eine solche Institution die Isolierung der Medizinerinnen nur noch weiter vorantreiben könnte, entschloß sich Elizabeth 1868, eine medizinische Schule für Frauen zu gründen, in der sie selbst die Abteilung für Hygiene übernahm.

Elizabeth kehrte später nach Europa zurück. Sie hielt eine Reihe von Vorlesungen in Paris und ließ ihren Namen in die Liste für den *General Medical Council* eintragen, in die sie 1859 aufgenommen wurde. Sie war die erste Frau, die dort registriert wurde, bis sieben Jahre später Elizabeth Garret-Anderson zugelassen wurde. Im gleichen Jahr ging Elizabeth auf eine Vorlesungsreise durch Großbritannien und beteiligte sich an einer Kampagne, die Gelder für ein Hospital sammelte, in dem Frauen und Kinder behandelt werden sollten.

Elizabeth Blackwell kehrte noch einmal nach New York zurück und arbeitete dort in ihrer eigenen Praxis. 1869 ließ sie sich endgültig in England nieder. Sie hatte auf den Krankenstationen in New York ansehen müssen, wie junge Dienstmädchen an der Syphilis starben, nachdem sie von ihren Dienstherren verführt (vergewaltigt) worden waren. Diese Erfahrung brachte sie dazu, sich sogleich in der Kampagne gegen den *Contagious Diseases Act* zu engagieren. Dieses Gesetz sah die staatliche Registrierung der Prostituierten vor und ermöglichte es, Frauen in bestimmten Gebieten willkürlich zur Prostituierten zu stempeln und sie bei Androhung einer Gefängnisstrafe periodischen Untersuchungen zu unterziehen. Dieses Gesetz wurde 1864 erlassen und war eine lukrative Einnahmequelle für Ärzte, Ärztevereinigung und Staat. Die Frauenkampagne gegen dieses Gesetz betonte den Gewaltcharakter der von männlichen Ärzten vorgenommenen Zwangsuntersuchungen und unterstrich die Notwendigkeit, ausgebildete Ärztinnen mit dieser Aufgabe zu betrauen. Die Ärzteschaft stand im allgemeinen hinter diesem Gesetz, das für sie gewinnbringend war. Elizabeth Blackwell hörte nicht auf, an dieser Kampagne mitzuwirken, bis das Gesetz siebzehn Jahre später aufgehoben wurde. Sie eröffnete in London eine Privatpraxis und erhielt 1874 den Lehrstuhl für Gynäkologie an der *London School for Medical Women*.

In ihrer Autobiographie spricht Elizabeth Blackwell über ihre Zweifel an den zeitgenössischen medizinischen Praktiken einschließlich der Kaustik (dem Verbrennen von erkranktem Fleisch) und dem Gebrauch von Quecksilber und anderer toxischer Stoffe. Sie war streng gläubig, was ihre Herangehensweise an die Behandlung von Krankheiten beeinflußte. Wie ihre Freundin Florence Nightingale glaubte sie, daß Ethik und Wertvorstellungen die medizinische Praxis beeinflussen müssen. Für sie war die Krankheit das Resultat einer moralischen, physischen und emotionalen Unausgeglichenheit. Körper und Geist waren in ihren Augen untrennbar miteinander verbunden.[180]

Sie war eine überzeugte Vertreterin der präventiven Medizin und trat für Hygiene, Diät, Gesundheitspflege usw. ein. Dies ist ein Punkt, den wir bei Medizinerinnen immer wieder antreffen können: sanfte, behutsam heilende Medizin statt Chirurgie und drastischer Arzneien.

Maria Zakrzewska

Maria Zakrzewska (1829–1902), Tochter eines preußischen Offiziers und einer Hebamme, wurde in Berlin geboren. Sie studierte an der preußischen Charité das Hebammenwesen und wurde dort 1852 zur Chefhebamme ernannt. Sie war für 200 Studenten zuständig, gab aber ihr Amt sehr bald wieder auf, weil sie sich immer stärkeren

Anfeindungen seitens ihrer männlichen Kollegen ausgesetzt sah. 1853 ging sie nach New York, wo sie wegen ihrer Sprachprobleme aber zunächst keine Anstellung fand, so daß sie gezwungen war, in einer Fabrik zu arbeiten. 1854 schrieb sie sich in der *Cleveland Medical School* in Ohio ein. Sie sah sich als Studentin großem Widerstand und starkem gesellschaftlichem Druck ausgesetzt und hatte sogar Probleme, eine Unterkunft zu finden. Ihre Studiengebühren übernahm Harriot Hunt, die zu diesem Zweck Geld sammelte. Für Maria, deren unternehmerische Bemühungen so gut wie zusammengebrochen waren, war das die Rettung. Carol Severence, die Leiterin der örtlichen Physiologischen Gesellschaft, zahlte ihre Unterkunft. Als sie 1856 ihr Studium abschloß, fand sie keine Räumlichkeiten für ihre Praxis. Die Hausbesitzer nahmen ihr nicht ab, daß sie eine Klinik eröffnen wollte, und hielten das Ganze für einen Vorwand. Außerdem glaubten sie nicht, daß sie genug Geld für die Miete verdienen würde. Am Ende eröffnete Maria eine Praxis in Elizabeth Blackwells hinterem Salon. Doch es war schwer für sie, Patienten zu finden. Frauennetzwerke gab es noch nicht, und die Öffentlichkeit hatte wenig Vertrauen in die Fähigkeiten von Ärztinnen.

Im Unterschied zu Harriot Hunt und Elizabeth Blackwell war Maria eine konventionelle Medizinerin, die sich gegen alternative Behandlungsmethoden wandte und gegen alles, was eine Bedrohung des medizinischen Status quo darstellte. Sie erkannte die ungeheure Macht des medizinischen Establishments und wollte auf keinen Fall ihre Karriere gefährden.

Im Jahre 1859 zog sie nach Boston und wurde dort am *Samuel Gregorys Female Medical College* zur Professorin für Geburtshilfe, Frauen- und Kinderkrankheiten ernannt. Aber schon 1862 schied sie nach einem Streit mit Gregory aus dem College aus und eröffnete das *New England Hospital for Women and Children,* dessen Gründung nicht zuletzt

auch der großen Hilfe der vielen Bostoner Aktivistinnen zu verdanken war. Sie sammelten Gelder für das Hospital, besorgten das Personal und bauten ein Netzwerk auf, aus dem sich die Patientinnen rekrutierten. Vor allem aber sorgten sie für die emotionale und moralische Unterstützung, auf die Maria als Pionierin so dringend angewiesen war. Natürlich war es am Anfang mehr als schwer, aber die finanziellen Engpässe wurden durch Spenden und Schenkungen abgemildert. Mehr als achtzig Prozent der Spenden stammten von Frauen.
Im Jahre 1869 wurde der *New England's Women's Club* gegründet, eine Zeitschrift, die ein Netzwerk zur Unterstützung des Hospitals aufbaute. Das Frauenjournal diente als wichtiges Sprachrohr und besorgte die Öffentlichkeitsarbeit des Unternehmens. Es war sehr unzweideutig bei seinen Angriffen gegen die herrschende Praxis der Diskriminierung weiblicher Ärzte und gegen die Einschüchterungsversuche, die sie von ihren männlichen Kollegen erfuhren. Das Journal diente darüber hinaus als kostenloser Werbeträger für das Hospital und die Ärztinnen der Umgebung. Das Ärzteregister von Boston aber weigerte sich, die in der Stadt praktizierenden Ärztinnen aufzunehmen.
Das Hospital spezialisierte sich auf Geburtshilfe, Gynäkologie und Kinderheilkunde. Es stellte die chirurgischen Hilfsmittel für diese Disziplinen bereit und verfügte über eine Krankenhausapotheke. Es war damals höchst ungewöhnlich, Geburtshilfe und Gynäkologie unter einem Dach zu vereinigen. Das Hospital hatte einen hervorragenden Ruf und wurde besonders von Frauen aufgesucht, die auf eine sichere Entbindung Wert legten. Damals starben noch sehr viele Frauen im Kindbett, was auf die enorme Ignoranz und Stümperei der männlichen Ärzte zurückzuführen ist.
Wegen eines Ausbruchs von Kindbettfieber mußte das Bostoner Wochenbetthospital 1856 geschlossen werden. Die Frauen weigerten sich schlicht, dort hinzugehen, und

begannen, sich gegen die Anwesenheit männlicher Geburtshelfer und die chirurgischen Eingriffe, die oft unnötigerweise an ihnen vorgenommen wurden, zu wehren. So war zum Beispiel die Oophorektomie, die operative Entfernung der Eierstöcke, in den achtziger Jahren des vorigen Jahrhunderts in den USA große Mode. J. Marion Sims (gestorben 1883) war als »Vater der Gynäkologie« und sogar unbegreiflicherweise als »Architekt der Vagina« bekannt.[181] Sein Haß und tiefer Abscheu vor den weiblichen Geschlechtsorganen war allgemein bekannt. Er begann sein Lebenswerk mit lebensgefährlichen gynäkologischen Operationen an schwarzen Sklavinnen, die er in einem kleinen Gebäude in seinem Hinterhof unterbrachte. Später ging er ins New Yorker Frauenhospital, um dieselben Operationen vor einem ausschließlich männlichen Publikum zu wiederholen. Mary Smith unterzog sich zwischen 1856 und 1859 dreißig Operationen von seiner Hand. Anarcha, eine schwarze Sklavin, hatte zehn Jahre zuvor in seinem Hinterhof eine ähnliche Anzahl von Operationen durchlitten.

Mary Daly kommt zu dem Schluß: »Für die nächsten Jahrzehnte sollte die Ovariotomie (d. i. Oophorektomie; Anm. d. Ü.) gynäkologische Mode werden. Man behauptete, sie stärke den moralischen Sinn der Patientinnen und mache sie umgänglicher, ordentlich, fleißig und reinlich.«[182]

1848 stellte Dr. Charles Meigs die Theorie auf, die weiblichen Organe übten eine »seltsame und geheimnisvolle Wirkung auf die Seele der Frauen« aus.[183]

Dr. Ely van de Warker sprach sich 1906 für die Nicht-Entfernung der Eierstöcke aus, aber seine Begründung läßt an den fragwürdigen Motiven seiner Parteinahme keinerlei Zweifel:

Die Eierstöcke einer Frau gehören dem Gemeinwesen. Sie ist nur ihr Hüter. Ohne die Eierstöcke verkümmert das

Leben. Man betrachte doch nur die folgenden Schätzungen... Die 150 000 Ärzte in den USA haben etwa 150 000 Frauen sterilisiert. Einige Ärzte haben sich auf dem Höhepunkt dieses Wahnsinns sogar damit gebrüstet, 1500 bis 2000 Ovarien entfernt zu haben. Gehen wir einmal davon aus, jede dieser Frauen wäre Mutter von drei Kindern geworden. In diesem Falle hätten wir einen Verlust von 550 000 Kindern in der ersten Generation und 1 650 000 Kindern in der zweiten Generation zu beklagen.[184]

Marias Erfahrungen in der Charité kamen ihr bei der Verwaltung des Krankenhauses sehr zugute. 1889 veröffentlichte das Hospital einen Bericht über 187 Geburten und kam in diesem Zusammenhang auf die Probleme von Asepsis und Hygiene zu sprechen. Trotz der sogenannten medizinischen Fortschritte waren die aseptischen Behandlungsmethoden einer Trotula oder Hildegard längst in Vergessenheit geraten. Es war nicht ungewöhnlich, daß Ärzte direkt aus dem Präpariersaal, in dem sie Kranke und infizierte Leichen seziert hatten, ohne sich die Hände zu waschen, zu einer Entbindung gingen. Damals gab es noch keine Gummihandschuhe, und die Frauen starben zu Tausenden an diesen Hygienemängeln. Aber die Ärzte blieben hartnäckig in ihrem Widerstand gegen die Keimtheorie und die Beachtung grundlegendster hygienischer Maßnahmen. Es wurde schlichtweg angezweifelt, daß Krankheiten durch unreine Hände, schmutzige Bettwäsche oder dreckige Essensutensilien übertragen werden konnten. Das Bostoner Wochenbetthospital mußte in drei Jahren dreimal wegen Kindbettfiebers geschlossen werden. Im Gegensatz dazu wurde das Frauenhospital in Boston immer beliebter, und am Ende des Jahrhunderts sind mehr als 1900 Frauen jährlich durch seine Tore gegangen. Doktor Kate Campbell Hurd-Mead arbeitete in den achtziger Jahren in diesem Hospital und

berichtet, daß es sehr gut organisiert war und zugleich äußerst effizient und liebevoll geführt wurde. Bis zu seinem 25. Jubiläum hatte es sich zu einem reinen Frauenhospital entwickelt, das von Frauen für Frauen geführt wurde.
Marias eigene Worte beschreiben ihre Gefühle, als sie in Westminster Abbey den Büsten berühmter Männer gegenüberstand und sich fragte, ob es wohl jemals ein Monument für die erste Ärztin geben würde:

> ... einfach weil sie die Energie, den Willen und das Talent dazu hatte ... weil sie ein Meilenstein der Ära ist, in der sich die Frauen selbst befreit haben – von den Fesseln der Vorurteile und dem Glauben, daß sie im Vergleich zu Männern minderwertiger seien ... Wir brauchen solche Meilensteine der Zivilisation ..., weil die heute Lebenden und diejenigen, die erst viel später kommen werden, Ermutigung brauchen ... Wen die Person auf dem Monument darstellt, ist nicht von Belang, aber die Tatsache, daß eine ›Frau‹ bleibenden Eindruck auf die Zivilisation machen konnte, muß festgehalten und im Gedächtnis bewahrt werden.[185]

Elizabeth Garrett-Anderson

In den Vereinigten Staaten war der Kampf, den die Frauen zu bestehen hatten, um Ärztinnen zu werden, in vieler Hinsicht leichter als in England. Die Ärzte waren weit weniger gut organisiert und verfügten über weniger Macht. Das *English Medical Act,* das 1859 erlassen wurde, rief den *General Medical Council* ins Leben, einen Medizinerrat, der die Ausbildung überwachte und eine Liste der qualifizierten praktizierenden Ärzte veröffentlichte. Er erlaubte zwar den Zulassungsbehörden, Frauen aus ihren Reihen auszuschließen, wenn sie es wollten, aber von ihnen nicht zugelassenen

Ärzten war die Arbeit nicht verboten. Auf diese Weise konnten die Medizinerinnen, die ihren Abschluß im Ausland gemacht hatten, ganz legal praktizieren. Viel bitterer und für die Frauen eine zermürbende Erfahrung war der Kampf um eine medizinische Ausbildung und um Anerkennung beim *General Medical Council*. Wäre er aber erst einmal gewonnen, so ließe sich ihr Sieg nicht mehr streitig machen. Die Vorkämpferin in dieser Angelegenheit war Elizabeth Garret-Anderson.
Sie wurde 1836 als Tochter eines reichen Geschäftsmannes geboren. Sie besuchte die Höhere Töchterschule in Blackheath und lernte 1854 durch eine Schulfreundin Emily Davies kennen. Emily war in den 60er und 70er Jahren des letzten Jahrhunderts eine prominente Mitstreiterin im Kampf um bessere Bildungschancen für Frauen. 1859 nahm Elizabeth in London an einer Vorlesung von Elizabeth Blackwell teil und war so begeistert, daß sie beschloß, eine Ausbildung zur Ärztin zu absolvieren. Anfangs war ihr Vater gegen diese Entscheidung, aber schließlich ließ er sich durch das uralte Argument überzeugen, daß es für Frauen besser sei, sich von weiblichen Ärzten behandeln zu lassen. Auch der Widerstand, den seine Tochter während ihres langen Weges erfuhr, brachte ihn auf ihre Seite.
Elizabeth begann ihre Studien in Middlesex, wo sie schon bald an Visiten teilnehmen und beim Apotheker studieren durfte. Sie wandte sich an Dr. Nunn, der ihr gestattete, an Sezierungen teilzunehmen, wenn ein Assistent zugegen war. Noch im selben Jahr, 1860, wurde ihr erlaubt, an medizinischen Vorlesungen teilzunehmen. Ihre Probleme begannen, als sie ihre Examina mit Auszeichnung absolvierte. Ihre Mitstudenten wandten sich an ihre Ausbilder und baten mit Erfolg darum, Elizabeth aus der Klasse auszuschließen, da sie ihnen »Unannehmlichkeiten« bereite. Die medizinische Zeitschrift *Lancet* befürwortete diesen Ausschluß und schrieb in seiner Ausgabe von 1861: »Die Vorhut der Ama-

zonenarmee, die schon so oft unsere Reihen – auf dem Papier – bedrohte, ist jetzt in unser Lager eingedrungen und hat dort einen Außenposten errichtet.«[186] Der kriegerische Ton dieses Leitartikels war nur das Fanal der blutigen Schlacht, die noch folgen sollte. Während der gesamten Kampagne zeigten sich der *Lancet* und das *British Medical Journal* extrem feindlich gesinnt und gaben ein Sprachrohr für die derben Töne des medizinischen Establishments ab, das den Frauen den Zutritt zum Medizinerberuf verwehren wollte.

Elizabeth wandte sich nun an alle ausbildenden Krankenhäuser in London, erhielt aber von allen eine Absage. Schließlich erklärte sich die Apothekervereinigung bereit, sie zum Examen zuzulassen. Aber keine Londoner Universität wollte sie an Vorlesungen teilnehmen lassen, so ging sie zum St. Andrews Hospital, wo George Day, königlicher Universitätsprofessor für Medizin, ihr Privatunterricht erteilte und durch seine Kontakte und Unterstützung dafür sorgte, daß sie von einer Reihe von Spezialisten privat unterrichtet wurde. Mit den Zertifikaten dieser Tutoren ersuchte sie die Apothekervereinigung, am Examen teilnehmen zu dürfen. Man war sich dort der weitreichenden Probleme, die dies hervorrufen würde, wohl bewußt und versuchte, einen Rückzieher zu machen. Aber als Elizabeths Vater mit rechtlichen Schritten drohte, gab man nach und ließ sie am Abschlußexamen teilnehmen. Im Oktober 1865 wurde sie Lizentiatin der Apothekervereinigung, und im September des folgenden Jahres wurde ihr Name ins Ärzteregister eingetragen. Aus Furcht vor einer nachfolgenden Fraueninvasion schlossen die Apotheker ihre Reihen und veränderten die Zulassungsbedingungen. Am Examen teilnehmen durfte nur noch, wer an einer Medizinschule ausgebildet worden war. Da die Medizinschulen aber für Frauen geschlossen waren, bedeutete das, daß nur noch Männer den Abschluß erwerben konnten.

Elizabeth eröffnete eine Privatpraxis in London. Wie alle

praktizierenden Ärztinnen hatte sie Schwierigkeiten, sich über Wasser zu halten und einen ausreichenden Patientenstamm zu bekommen. Aber nach und nach kamen die Patientinnen, oft nur aus Neugier, um zu sehen, wie sie sie behandeln würde. Josephine Butler, Frauenrechtlerin und Gegnerin des Sklavenhandels, war eine von ihnen:

> Was Miss Garrett betrifft, so muß ich sagen, daß ich mehr von ihr bekommen habe als von irgendeinem anderen Arzt. Denn sie sagte nicht nur genau das, was auch die anderen Ärzte schon gesagt hatten, sondern befaßte sich auch eingehender mit meinem mentalen Zustand und meiner Lebensweise, als diese es konnten. Ich konnte ihr einfach viel mehr erzählen, als ich es je einem Mann gegenüber erzählen könnte oder würde.[187]

Wie Catriona Blake herausstellt,[188] zeigt sich hier die doppelte Bedrohung, die Ärztinnen für die männliche Medizin darstellen: Erstens könnten sie ihnen die Patienten wegnehmen, vor allem aber würden sie eine echte Alternative zum etablierten wissenschaftlichen Weltbild anbieten. Frauen hören zu, sind einfühlsamer und zeigen sich stärker an den mentalen und emotionalen Aspekten einer Krankheit interessiert. Sie bevorzugen eine präventive und behutsam heilende Medizin, die weniger interventionistisch vorgeht und stärker auf gesundheitsfördernde Therapien setzt.
Elizabeth Garrett-Anderson eröffnete 1866 die *St. Marylebone Dispensary for Women and Children,* eine Ambulanz für Unbemittelte. Sie war höchst willkommen, weil es in diesem Jahr in London wieder zu einer Choleraepidemie kam. Cholera ist eine Krankheit, die durch schlechte hygienische Bedingungen hervorgerufen wird, und in den fürchterlichen Londoner Slums breitete sie sich wie ein Lauffeuer aus. Jede Maßnahme, die das Risiko einer Epidemie reduzierte, wurde von den Anwohnern begrüßt. Bei den

Armen herrschte ein großes Bedürfnis nach medizinischer Versorgung, was sich auch an den Massen von Frauen und Kindern zeigte, die zur Klinik strömten. Zwischen sechzig und neunzig Frauen kamen jeden Nachmittag, und das vom ersten Tage an.

Elizabeth war fest entschlossen, ihren Doktorgrad zu bekommen, und schrieb sich schließlich an der Sorbonne ein. Sie bestand dort im März 1869 ihr erstes Examen, reichte im Januar 1870 ihre Doktorarbeit ein und erhielt im gleichen Jahr ihren Doktortitel. Ihre Arbeit behandelte das Phänomen der Migräne, ein Thema, das sie gewählt hatte, weil es sich ohne die Benutzung von Laboratorien und Gerätschaften behandeln ließ, zu denen sie sicherlich keinen Zutritt bekommen hätte. Sie erörtert die Behandlung der Migräne von einem ganzheitlichen Standpunkt aus und folgt darin dem Ansatz vieler Heilpraktikerinnen. Elizabeth war gegen die zunehmende Spezialisierung der Medizin. Sie warnte vor Medikamenten und riet statt dessen zu einer Umstellung der Ernährung, frischer Luft, viel Bewegung und dem Verzicht auf Alkohol.

1870 wurde ihr die Ehre zuteil, als erste Ärztin in der neueren Geschichte eine offizielle ärztliche Position zu bekleiden; sie wurde zur Amtsärztin am *East London Hospital for Children* ernannt. Im selben Jahr forderte man sie auf, für den Vorstand des Londoner Schulausschusses zu kandidieren. Im März des Jahres wurde sie nach einer langen und harten Wahlkampagne gewählt. Eines der Themen, das sie aufgriff, war die Mädchenerziehung. Ihrer Meinung nach sollten Mädchen ausschließlich von Lehrerinnen unterrichtet werden.

1871 wurde ein Komitee gegründet, das Gelder für ein neues, ausschließlich mit Frauen besetztes Frauenhospital in London einholen sollte. Es kam der Vorschlag, den Raum über der Armenambulanz in eine Klinik umzuwandeln. Die Armenambulanz hatte rasch Anklang gefunden. Über

40 000 Frauen hatten sie innerhalb von fünf Jahren aufgesucht, und das trotz des kleinen Betrages, den Frauen hier entrichten mußten, im Unterschied zum kostenlosen, von Männern besetzten Hospital ganz in der Nähe. Im Laufe der Jahre kamen die Frauen aus immer entfernteren Orten, und die Klinik begann, sich auf Gynäkologie und Geburtshilfe zu spezialisieren. Obwohl sie in der Öffentlichkeit auf allgemeine Unterstützung stieß, blieb der Ärztestand feindlich gesinnt. Einige Ärzte behaupteten, die Frauen, die im Ausland studiert hatten, wollten nur versuchen, möglichst schnell Anerkennung zu finden und eine Praxis zu eröffnen.
Das neue Frauenhospital wurde im Februar 1872 eröffnet, nach nur drei Monaten Umbauzeit. Elizabeth Garrett-Anderson wurde nach langem Zureden Mitglied des Lehrkörpers und übernahm den Lehrstuhl für Gynäkologie. Schließlich wählte man sie zur Dekanin der medizinischen Fakultät des Hospitals. Sie blieb bis 1903 in diesem Amt. 1874 wurde sie zum Mitglied der *British Medical Association* gewählt. Sie starb 1917.

Sophia Jex-Blake

War Elizabeth ein Beispiel für die zurückhaltende, damenhafte Vorgehensweise im Kampf für eine weibliche Ärzteschaft, so ist ihre Zeitgenossin Sophia Jex-Blake eher die kampfbereite Amazone. Sophia war eine völlig anders geartete Frau. Im Unterschied zu Elizabeth beschloß sie, nicht zu heiraten, da ihr Ehe und Beruf unvereinbar erschienen. Sie war eine wesentlich härtere Gegnerin, aber ihr Kampf war auch ungleich schwerer als der Elizabeths, die als einzige Studentin ihrer Zeit mehr eine Kuriosität als eine wirkliche Bedrohung darstellte. In der Phase, als Sophia in den Kampf eintrat, wurde die »Bedrohung«, die die Frauen darstellten, bitterernst genommen und heftig bekämpft.

Sophia wurde 1840 in eine protestantische Familie hineingeboren. Sie wurde von Gouvernanten und später im Internat erzogen und studierte am *Queens College* in London, wo sie später auch eine Lehrtätigkeit für Mathematik annahm. 1862 ging sie nach Edinburgh, um ihre Ausbildung fortzuführen. Hier begann sie zum ersten Mal, über eine medizinische Karriere nachzudenken. Sie schrieb an Elizabeth Garrett-Anderson, um sich bei ihr über die Möglichkeit eines Medizinstudiums in Edinburgh zu erkundigen. 1865 kam sie zu Doktor Lucy Sewall nach Boston, die als Ärztin am *New England Hospital for Women and Children* arbeitete. Sie war beeindruckt davon, wie die Bostoner Frauen die Ärztinnen unterstützten, und wird hier sicher manche Anregung für ihren späteren Kampf in England bekommen haben. Sophia war begeistert von der Medizin und blieb bei Lucy, um ihr im Hospital hilfreich zur Seite zu stehen. Sie kehrte zusammen mit ihr nach England zurück und überredete ihre Eltern, sie an diesem Hospital studieren zu lassen. Später wechselte sie zum *Massachusetts General Hospital*. Sie bewarb sich für ein Studium in Harvard, wurde aber mit der Begründung abgelehnt, daß es keinerlei Einrichtungen für weibliche Studenten gebe. 1868 stieß sie zu Elizabeth Blackwell und ihrer Schwester Emily, die zu dieser Zeit gerade das Frauencollege in New York gründeten. Noch im selben Jahr starb ihr Vater, und sie kehrte eine Zeitlang nach England zurück, um ihrer Mutter beizustehen.

In einer Anthologie, die von Josephine Butler herausgegeben wurde, veröffentlichte sie einen Essay mit dem Titel: »Medicine as a profession for women«. Das Buch *Women's Work and Women's Culture* erschien 1868. Der Essay enthält eine kleine Geschichte der Frauen in der Medizin, die zeigen sollte, daß Ärztinnen kein neues Phänomen waren, sondern eine lange Geschichte hatten. Sie warf den gebildeten Männern vor, Frauen den Zugang zum medizinischen

Wissen zu versperren,[189] und betonte, daß Ärztinnen das Wissen über die Gesundheit der Frauen deutlich vermehren würden. Es herrschte eine enorme Unwissenheit in bezug auf die Funktionsweise des weiblichen Körpers. Die Ärzte behaupteten damals zum Beispiel, daß die Mitte des weiblichen Zyklus die unfruchtbarste Phase sei. Falscher konnten sie nicht liegen. Sophia versuchte, den Medizinerstand nicht vor den Kopf zu stoßen, aber es war klar, daß sie eine recht niedrige Meinung von männlichen Ärzten hatte.[190]

Josephine Butler schrieb in ihrem Namen an mehrere Universitäten, um sich nach der Möglichkeit eines Medizinstudiums zu erkundigen. Eine positive Antwort kam von David Masson, Professor für Englisch in Edinburgh, und Sir James Simpson, einem berühmten Chirurgen, der ihr riet, ihren Abschluß in Edinburgh zu versuchen. Die Londoner Universität blieb ihr verschlossen, weil die medizinische Elite der Londoner Ausbildungshospitäler jeden Versuch, Frauen dort studieren zu lassen, barsch zurückwies.

Sophia beschloß, es in Edinburgh zu versuchen, und gewann die Unterstützung mehrerer Männer, darunter Alexander Russell vom *Scotsman,* der sie persönlich und beruflich durch Artikel in seiner Zeitung unterstützte. Professor George Balfour, Dekan der medizinischen Fakultät, versprach, sie an einigen Sommerkursen teilnehmen zu lassen und der Fakultät den Fall vorzulegen. Eines der Führungsgremien der Universität, das Universitätsgericht, tagte und erklärte daraufhin, man sei zwar nicht grundsätzlich gegen den Gedanken weiblicher Studenten, sei aber nicht bereit, für eine einzige Frau eine Sonderregelung zu treffen. Diese Antwort ließ hoffen, trotz der Tatsache, daß 180 Studenten eine Petition einreichten, Frauen nicht zu ihren Kursen zuzulassen, da die Ausbildung ihnen zuliebe abgemildert werden müßte und dadurch an Niveau verlieren würde. Ein Artikel in dem feministischen Magazin *The English Woman's Review* vom Januar 1870 läßt vermuten, daß Professor Christian, ein Erzfeind der Frauenbewegung, hinter dieser Petition stand.[191] Der Medizinerstand organisierte über seine Publikationsorgane eine Widerstandsbewegung gegen die Frauen. Die meisten ihrer Argumente basierten auf der Behauptung, Frauen würden den Berufsstand entwerten und das Niveau senken.

Sophia meldete sich zum Immatrikulationsexamen an, wozu sie sich an der Universität einschreiben mußte. Sie wurde angenommen unter der Voraussetzung, daß sie für getrennte Vorlesungen sorgen und weitere Frauen für dieses Studium finden müßte. Sie setzte eine Anzeige in die *Times*. Vier Frauen antworteten ihr: Isobel Thorne und Mathilda Chaplin, beides Studentinnen am *Female Medical College*, Edith Pechey, die in Edinburgh ihren Magister gemacht hatte, und Helen Evans. Ein Jahr später stießen Mary Anderson und Emily Bovell zu ihnen und ergänzten das »septum contra Edinam« (Sieben gegen Edinburgh).

Die anfänglichen fünf Frauen erhielten die Erlaubnis, am Immatrikulationsexamen teilzunehmen, und vier von ihnen gehörten zu den sieben besten der insgesamt 152 Studenten. Sie wurden als Medizinstudenten eingeschrieben und die ersten weiblichen Studenten an einer britischen Universität. Die Frauen mußten im ersten Jahr für jeden Kurs 100 Guineen bezahlen. Sophia hatte das große Glück, sich das Geld für die Frauen, die diese enorme Summe nicht bezahlen konnten, von ihrer Mutter leihen zu können. Es gab Probleme, genügend Dozenten für die Kurse zu finden, aber ihre störrische Beharrlichkeit zahlte sich aus. Beim Examen kamen vier der fünf Frauen in die Ehrenliste für Chemie und Physiologie, und alle fünf gewannen einen Preis in Botanik. Edith Pechey schnitt in Chemie am besten von allen Studenten ab und hätte mit dem Hope Stipendium ausgezeichnet werden müssen, das ihr einen Geldpreis und vor allem den Zutritt zu den Laboratorien verschafft hätte. Aber es wurde ihr gesagt, sie käme als Kandidatin nicht in Frage, und der

Preis ging an den männlichen Studenten, der als zweitbester abgeschlossen hatte. Gleichzeitig weigerte sich der Senat, den Frauen die Zertifikate für ihre Teilnahme an den Kursen auszustellen.
Die Frauen legten gegen diese ungerechte Entscheidung Protest ein, und der Senat zog seine Entscheidung zurück, blieb aber beim Hope-Stipendium hart. Die Universität sah sich nun schwerer Kritik ausgesetzt, war dieses Vorgehen doch ganz gegen die bürgerliche Tradition des Fair play. Eine Satire im *Daily Review* parodierte die Entscheidung folgendermaßen:

> ...und nun hat es den Anschein, daß das unterlegene Geschlecht sich über unsere gesalbten Häupter hinwegsetzt und unsere Stipendien gewinnt. Dies ist fürwahr eine Angelegenheit, die genauestens untersucht werden muß. Wir können viel ertragen, aber dies ist doch zuviel. Wir müssen uns öffentlich widersetzen... Wir brauchen ein Gesetz, das das überlegene Geschlecht schützt.[192]

Die öffentliche Kritik verhärtete die Position der Universität und führte zum Versuch, die Frauen ganz auszuschließen. Die Frauen setzten ihre Studien fort, allerdings nun in Kursen, die außerhalb der Universitätsmauern stattfanden. Diese Kurse waren die Voraussetzung für die Zulassung zur Medizinvorlesung. Um die Frauen einzuschüchtern und zur Aufgabe des Studiums zu zwingen, organisierten die männlichen Studenten eine konzertierte Kampagne, die am 18. November 1870 mit dem sogenannten »Aufstand vor dem Operationssaal« ihren Höhepunkt erreichte.
Als die Frauen an diesem Tag zum Operationssaal gingen, in dem die außeruniversitären Vorlesungen abgehalten wurden, stießen sie auf einen betrunkenen Mob, der die Straße versperrte. Nach Aussagen Sophias war die Menge so groß, daß sie den gesamten Verkehr lahmlegte, aber nirgends war

ein Polizeibeamter zu sehen. Als sie am Tor ankamen, schlug man es ihnen vor der Nase zu, und der Mob begann, sie von hinten gegen das Tor zu drängen. Glücklicherweise sah ein ihrer Sache wohlgesinnter Student, was passierte, stürzte aus dem Operationssaal und öffnete das Tor, um die Frauen hineinzulassen. Die Menge strömte in den Hof, und die Frauen flohen in den Vorlesungssaal. Der grölende Mob hörte während der gesamten Vorlesung nicht auf, Beleidigungen zu brüllen, und irgendwann wurde ein Schaf durch die Tür geschoben. Als die Vorlesung vorbei war, eskortierte man sie durch die aufgebrachte Menge, die sie bedrohte und mit Schlamm bewarf.

Das Resultat war, daß vier Studenten einen Verweis und eine Geldstrafe erhielten und die Universität mit herben Strafen drohte, falls noch einmal ein Student vor den Friedensrichter gebracht würde. Man war allgemein der Ansicht, daß der Aufstand von den Universitätsprofessoren initiiert worden war. Ein mit der Frauenbewegung sympathisierender Student schrieb dazu:

> Darf ich wagen, Ihnen meinen Verdacht mitzuteilen, daß der wahre Grund für diesen Aufstand die herabwürdigende Weise ist, in der die Professoren Sie in ihren Vorlesungen verunglimpfen. Sie lassen keine Gelegenheit aus, um den Haß gegen Sie zu schüren. Was mich anbelangt, so glaube ich, daß die Professoren mehr von dem Aufstand wissen, als die meisten Menschen sich vorstellen können.[193]

Die Frauen waren auf den Zutritt zum Krankenhaus angewiesen, um ihr klinisches Praktikum abzulegen, aber die Krankenhausverwaltung verweigerte diesen. Während einer Versammlung hielt Sophia eine Rede, in der sie behauptete, daß die Fakultät hinter dem Aufstand stecke, und sie griff besonders Professor Christians Assistenten, Dr.

Craig, an, der daraufhin eine Verleumdungsklage gegen sie einreichte. Sie verlor den Fall und wurde vom Gericht zu einer symbolischen Strafe von einem Viertelpenny verurteilt. Der Richter allerdings überstimmte die Jury und verurteilte sie zu der enormen Summe von 915 Pfund, 11 Shilling und 1 Penny. Sophia wandte sich mit einem Bittruf an die Öffentlichkeit, und innerhalb eines Monats war die Strafe bezahlt.

Der Kampf ging weiter, da nun die außeruniversitären Vorlesungen gefährdet waren und die Frauen davon abgehalten wurden, das für die Zulassung zum Abschlußkursus notwendige Philosophieexamen abzulegen. Auch die rechtliche Auseinandersetzung darüber, ob der Senat den Frauen den Doktortitel geben könne, ging weiter. Lord Gifford, der zuständige ordentliche Richter, entschied, daß die Universität die außerhalb ihrer Mauern stattfindenden Vorlesungen anerkennen und den Frauen erlauben müsse, den Abschluß zu machen. Die Universität erhob Einspruch gegen diese Entscheidung und gewann. Aber nicht nur das, auch die Kosten des Verfahrens wurden von den Frauen zurückgefordert, weit mehr als die sonst üblichen 848 Pfund. Auf diese Weise verloren die Frauen ihren vier Jahre währenden Kampf, an einer britischen Universität das medizinische Examen ablegen zu dürfen.

Was diese Frauen physisch und psychisch durchmachen mußten, war ungeheuer. Sie wurden ständig beleidigt, waren Bedrohungen, sexueller Belästigung, obszönen Briefen ausgesetzt, mußten gerichtliche Auseinandersetzungen bestehen, ihre Verteidigung organisieren und gleichzeitig hart für ihr Examen arbeiten. Es war kaum überraschend, daß die Belastung sich am Ende als zu groß erwies. Sophia fiel 1872 durch das Examen, was ihre Niederlage noch schwerer wiegen ließ.

Sophia ging mit Edith Pechey nach Bern in die Schweiz, um ihr Studium dort abzuschließen. Danach gingen beide nach

Dublin, wo sie an Examen teilnahmen, die es ihnen ermöglichen sollten, ihre Namen endlich ins Ärzteregister eintragen zu lassen. Denn 1877 hatte das Parlament ein Gesetz verabschiedet, nach dem Absolventen ausländischer Medizinabschlüsse ins britische Ärzteregister eingetragen werden konnten. Edith und Sophia bestanden ihr Examen und wurden Lizentiatinnen des *King and Queen's College of Physicians of Ireland*. Ihre Namen wurden endlich ins Ärzteregister eingetragen. Noch weitere Frauen machten zusammen mit ihnen den Abschluß: Eliza Walker Dunbar und Louisa Atkins gesellten sich hinzu.
Die Reaktion des Ärztestandes war äußerst feindlich. Der *Lancet* schrieb am 17. August 1878:

> Das Gesetz mag durch Frauen erworbene Abschlüsse anerkennen, aber der Ärztestand muß es aus Selbstrespekt und, wie wir uns nicht scheuen hinzuzufügen, aus Anstandsgefühl ablehnen, sie als Zulassungsbedingung für die Körperschaft praktizierender Ärzte anzuerkennen. Die Bruderschaft der Ärzte und Chirurgen wird mit jenen, die sich eine Position angemaßt haben, die im Gegensatz zu den Instinkten ihres Geschlechts steht, weder beraten noch professionellen Umgang pflegen. Die Frau als Krankenpflegerin ist eine naturgewollte Hilfe für den Mann. Die Frau als Arzt ist eine Anmaßung, die der Natur zuwiderläuft und verdammt ist, für Ärzte und Patienten eine herbe Enttäuschung zu werden.

Mit ihrem Examen in der Tasche bewarb sich Sophia für das Schriftführeramt an der Londoner Medizinischen Fakultät für Frauen, aber sie wurde nicht angenommen. Sie entschied sich daraufhin, nach Edinburgh zurückzukehren und dort eine Privatpraxis zu eröffnen. Nicht lange, und ihre Praxis blühte. Als einzige praktizierende Ärztin in ganz Schottland stand sie hoch im Kurs. Bereits im ersten Jahr behandelte sie

547 Patienten. 1878 machte sie eine Apotheke für die armen Frauen der Stadt auf. Sie war an zwei Tagen in der Woche geöffnet, und die Frauen mußten eine kleine Gebühr entrichten. Aber wie die Londoner Klinik platzte ihre Praxis schon bald aus allen Nähten. Allein im ersten Jahr kamen mehr als 2500 Patientinnen. 1885 fand man größere Räumlichkeiten, in denen auch fünf Betten Platz fanden. Als Sophia sich aus diesem Projekt zurückzog, stellte sie ihr Eigentum als Stiftung für ein Frauen- und Kinderhospital zur Verfügung.

1886 gründete Sophia Jex-Blake die Edinburgher Medizinschule für Frauen am Surgeons' Square. Aber ihr fehlte das Geschick im sozialen Umgang. Ihre diktatorische Art stieß bei den Studentinnen auf Widerstand, und eine von ihnen ging so weit, eine alternative Schule für Frauen zu eröffnen. Als das *Queen Margarete College* in Glasgow gegründet wurde und einen Medizinkurs für Frauen anbot, beschloß Sophia, ihre Schule zu schließen, und wurde die erste Frau, die an einer außeruniversitären Schule lehrte. Sie unterrichtete Geburtshilfe. Sophia durfte miterleben, wie die langen Jahre ihres Kampfes 1894 Früchte trugen, als die Universität von Edinburgh ihre Pforten endlich für Medizinstudentinnen öffnete, und im folgenden Jahr war sie Ehrengast bei einer Feierlichkeit zur Zulassung von Frauen zu den Medizinkollegs der Universität.

Schließlich setzte sie sich 1899 in Sussex zur Ruhe. Ihr schriftliches Werk umfaßt ihre Doktorarbeit über Kindbettfieber (1877) und die Bücher *The Care of Infants* (1884) und *Medical Women* (1886).

In seinem Nachruf auf Sophia Jex-Blake zollte der *British Medical Journal* der großen Kämpferin, die es mit dem medizinischen Establishment aufnahm und gewann, einen verspäteten Tribut:

> Miss Jex-Blake war eine Frau von hohen Fähigkeiten,

großem moralischen Mut und enormer Entschlossenheit. Zudem besaß sie viele der im allgemeinen als weiblich angesehenen Qualitäten. Aber vor allem war sie ohne Zweifel eine bewundernswerte Kämpferin.[194]

Krankenhäuser von Frauen für Frauen

Im November 1871 erschien in der *Times* eine Reihe von Vorträgen von Alice Westlake, der Kassenverwalterin eines Komitees, das sich die Gründung eines Frauenhospitals in London zur Aufgabe gemacht hatte. Sie bat darin um finanzielle Unterstützung. Viele bekannte fortschrittliche Denker der Zeit trugen zu diesem Projekt bei, einschließlich John Stuart Mill und der Earl von Shaftsbury. Man plante, die Räume der Marylebone-Ambulanz in ein Übergangshospital umzuwandeln, und wollte sich gleichzeitig nach größeren Räumlichkeiten für etwa zwanzig Betten umsehen. Das Krankenhaus sollte ausschließlich von Frauen geführt werden. Der Aufruf wurde ein großer Erfolg, und nur drei Monate später, im Februar 1872, öffnete am Seymour Place ein neues Frauenkrankenhaus. Die chirurgischen Eingriffe wurden dort von Elizabeth Garrett-Anderson vorgenommen, die zwanzig Jahre lang der einzige Chirurg war, der diese Arbeit ausführen konnte. Bedenkt man den enormen Erfolg des Krankenhauses, wird einem bewußt, wie schonungslos sie mit sich umgegangen sein muß. Obwohl das neue Krankenhaus eine Gebühr erheben mußte, war es ständig überlaufen. 1889 zogen die Frauen in ein größeres Gebäude in der Euston Road um. 21 000 Pfund waren für dieses Gebäude gesammelt worden, und der Prinz von Wales legte persönlich den Grundstein. Nach ihrem Tod wurde das Krankenhaus in *Elizabeth Garrett-Anderson Hospital* umgetauft.

Nachdem sie sich zur Ruhe gesetzt hatte, gab Sophia Jex-

Blake ihre Klinik in treuhänderische Verwaltung für den Fall, daß der Platz für Betten gebraucht werden sollte. 1900 war das Spendenvolumen so groß geworden, daß das Hospital und die Armenambulanz für Frauen und Kinder in Edinburgh eröffnet werden konnten.

Im Jahre 1912 wandte sich Maud Chadburn mit einem Spendenaufruf für ein weiteres großes Frauenhospital in Südlondon an die Öffentlichkeit. Ohne es zu wollen, unterstützte die *Times* diese Kampagne, indem sie einen feindlich gesinnten Brief veröffentlichte. Schon nach kürzester Zeit hatte man 100 000 Pfund an Spenden zusammen. Das Krankenhaus durfte nur weibliche Mitarbeiter einstellen und ausschließlich Frauen und Kinder behandeln. Das *South London Hospital for Women and Children* öffnete 1914. Zusammen mit dem *Elizabeth Garrett-Anderson Hospital* bot es den Medizinstudentinnen unverzichtbare Ausbildungsmöglichkeiten und damit die Chance, an der Londoner Medizinfakultät einen Abschluß zu erlangen.

Die Londoner Medizinschule für Frauen

1874 sah Sophia Jex-Blake ein, daß kein Weg an einer eigenen Medizinschule für Frauen vorbeiführte. Alle anderen Möglichkeiten, Zutritt zu diesem Beruf zu erlangen, waren den Frauen versperrt. Sophia verbrachte die nächsten beiden Jahre damit, auf dieses Ziel hinzuarbeiten, und vernachlässigte darüber ihr eigenes Studium.

Im August des gleichen Jahres wurde ein Komitee gegründet, an dem viele einflußreiche Persönlichkeiten mitwirkten. Sophia übernahm das Sekretariat. Im September wurde der Pachtvertrag für ein Grundstück in Brunswick unterzeichnet, und schon im Oktober war die offizielle Eröffnung der Schule. Sie hatte vierzehn Studentinnen, von denen zwölf zuvor in Edinburgh studiert hatten. Die Anforderungen waren sehr hoch. Auf diese Weise sollte allen Anschuldigungen, daß der Standard niedriger als in Männercolleges sein könnte, schon im Vorfeld entgegengewirkt werden. Die Studentinnen mußten ein Eingangsexamen bestehen und 200 Pfund Sterling für den Unterricht bezahlen – eine für die damalige Zeit beträchtliche Summe, zumal es keine Stipendien gab.

Die Dozenten wurden unter den bereits ausgebildeten Medizinerinnen und den Tutoren der männlichen Medizinfakultäten gesucht. Der Ärztestand war dem College gegenüber ausnahmslos feindlich gesinnt und behauptete, das Projekt könne niemals funktionieren. Jedes männliche Mitglied einer regulären medizinischen Fakultät, das an dem Frauencollege unterrichte, sei per definitionem zweitklassig und dürfe nicht länger in ihren Reihen geduldet werden. Außerdem gab es immer noch kein Ausbildungshospital, das Frauen für das klinische Praktikum zuließ, und keine der neunzehn Zulassungsbehörden war bereit, den Frauen den Status zuzuerkennen, der sie für eine Eintragung ins Ärzteregister qualifiziert hätte.

Elizabeth Garrett-Anderson und die anderen Medizinerinnen waren grundsätzlich gegen den Gedanken einer separaten Ausbildung der Medizinstudentinnen. Sie sahen darin eine Art Apartheid in der Ausbildung, durch die weibliche Medizinstudenten immer als zweitrangig gelten würden. Aber sie ließen sich durch Sophias Argument überzeugen, daß die Frauen wenigstens nach außen hin vereint auftreten mußten.

Die persönlichen und beruflichen Differenzen zwischen Sophia Jex-Blake und Elizabeth Garrett-Anderson waren groß. Ihr Stil, ihre politischen Überzeugungen und ihr öffentliches Auftreten waren völlig verschieden. Elizabeth war wesentlich orthodoxer. Sie war eine Konservative, die zwar die Zulassung der Frauen zu diesem Beruf wollte, aber dennoch der Überzeugung war, daß das »zarte Geschlecht«

seinen Kampf dezent führen sollte, ohne laute Forderungen zu erheben oder nicht damenhaft zu erscheinen. Sie war mit einem angesehenen Bankier verheiratet, und ihre Erfahrungen im Studium hatten bei weitem nicht die bittere und traumatische Qualität von Sophias Jahren in Edinburgh. Elizabeth war in ihrer Zeit die einzige Studentin und wurde eher als ein Unikum betrachtet denn als Teil einer organisierten Kampagne. Sophia auf der anderen Seite war eine Unruhestifterin und suchte die Konfrontation. Ihre Erfahrungen in Edinburgh radikalisierten sie und führten zu ihrem beharrlichen Entschluß, das System ungeachtet der persönlichen Nachteile zu verändern. In ihrer eigenen Darstellung dieses harten Kampfes schreibt sie:

> Zu Beginn studierten wir, weil wir keinen Grund sahen, warum Frauen andere Frauen nicht medizinisch versorgen sollten. Aber als wir auf diese ungeahnten Abgründe moralischer Grobheit und Brutalität trafen, brannte sich die unauslöschliche Überzeugung in unseren Geist, daß sich Frauen angesichts dieser unglaublichen Zustände im Medizinerstand unter allen Umständen den Zutritt zu diesem Bereich erzwingen *müssen*, für ihre Schwestern, die andernfalls diesen Rohlingen hilflos ausgeliefert wären.[195]

Die beiden Frauen waren sich in taktischen Fragen oft uneinig und führten viele öffentliche Auseinandersetzungen. Elizabeth Garrett-Anderson versuchte, nicht als männerfeindlich zu gelten. Für sie war der alleinige Zweck der Bewegung, Frauen und Männer in der Medizin gleichzustellen. Sie glaubte nicht daran, daß Frauen die besseren Ärzte für Frauen sind. Außerdem schien ihr der Beruf als Ärztin mit dem Dasein als Ehefrau und Mutter durchaus vereinbar. Sie selber hatte zwei Kinder. Für Sophia dagegen waren Karriere und Ehe unvereinbar. Sie führte mehrere Freundschaften mit Frauen, unter anderem auch mit Octavia Hill. So groß die Unterschiede zwischen den beiden Frauen und ihre privaten Differenzen aber auch waren, für das Frauencollege überwanden sie diese.

Das klinische Praktikum stellte weiterhin ein großes Problem dar. Anfangs war das *London Hospital* in Whitechapel bereit, weibliche Studenten zuzulassen, aber nach dem massiven Protest des männlichen Personals mußte es seine Zustimmung wieder zurückziehen. Frauen konnten nun zwar am Frauenhospital studieren, aber als Ausbildungshospital war es der Zulassungsbehörde zu klein. Im März 1877 endlich traf die Schule eine Übereinkunft mit der Geschäftsführung des *Royal Free Hospital,* wonach die Studentinnen versuchsweise für fünf Jahre Zugang zu den Einrichtungen des Krankenhauses haben sollten. Allerdings waren die Geschäftsführer besorgt um den Ruf des Hospitals und forderten für dieses und seine Angestellten Kompensationszahlungen, die den möglichen Rückgang an Medizinstudenten ausgleichen sollten. Die Immatrikulationszahlen der Schule stiegen, sie konnte nun endlich eine vollständige medizinische Ausbildung gewährleisten. Gleichzeitig erfolgte ein Spendenaufruf, um die Gebühren für das *Royal Free Hospital* zusammenzubringen.

Im Februar 1878 endlich wurde die Schule vom Ministerium als Ausbildungsschule für die Abschlußprüfung an der Londoner Universität anerkannt, und im September bestanden drei Frauen das Examen, das zur universitären Medizinausbildung gehörte. 1895 wandte sich die Londoner Medizinschule für Frauen an den königlichen Ärztebund und an die Chirurgenvereinigung, um den Beitritt für Frauen zu fordern, schließlich waren mittlerweile zweihundert Frauen im Register aufgeführt. Beide erteilten eine Absage, und erst 1910 ließ ein gemeinsames Gremium Frauen zum Examen zu. Die Schule wuchs indes stetig weiter, und als die Vereinbarung mit dem *Royal Free* 1882 erneuert werden mußte,

wurde der Vertrag automatisch verlängert und die Gebühren stark gesenkt. Das Experiment hatte sich als ein großer Erfolg erwiesen.
1882 trat der Dekan der Schule zurück, und Elizabeth Garrett-Anderson wurde als Nachfolgerin vorgeschlagen.
Jex-Blake reiste eigens aus Edinburgh an, um diese Wahl zu verhindern, und schlug Edith Pechey als Kandidatin vor. Aber niemand wollte ihren Vorschlag unterstützen. Da ihre Stimme die einzige Gegenstimme blieb, wurde Elizabeth Garrett-Anderson ordnungsgemäß zur Dekanin ernannt, eine Position, die sie bis zu ihrer Verabschiedung 1903 bekleidete.
Die Schule hatte 1896 schon 159 Studentinnen, und es war höchste Zeit, an einen Ausbau zu denken. Zu diesem Zweck wurde ein Fonds eingerichtet, der 1898 bereits 12 000 Pfund Sterling zusammengebracht hatte. Das neue Gebäude wurde vom Prinzen und der Prinzessin von Wales eingeweiht. Die Anerkennung weiblicher Ärzte war jetzt fast vollständig erreicht, und die Schule wurde umbenannt in *London (Royal Free Hospital) School of Medicine for Women*. Im Jahre 1900 endlich wurde sie auch von der Londoner Universität offiziell anerkannt.

Mary Seacole

Mary Seacole verkörpert das typische Bild der Heilerin – eine gewöhnliche Frau, die ohne große Attitüden und Anstalten ihrer Kunst nachgeht und ausschließlich darum bemüht ist, den Leidenden zu helfen. Sie wurde 1805 in Kingston in Jamaika geboren. Ihre Mutter war ebenfalls Heilerin und bediente sich althergebrachter Heilmethoden und vieler Kräuter. Es gab in Jamaika eine große Heilerinnentradition, die sich um Wunden, Operationen und innere Krankheiten kümmerte – und natürlich auch um das Hebammenwesen. Mary schloß sich unmittelbar an diese Tradition an: »Ich hatte von frühester Jugend an ein Verlangen nach medizinischem Wissen.«[196] Schon als Kind nahm sie Experimente an sich selbst und ihren Haustieren vor, um Arzneien auszuprobieren.

Ihre Mutter war mit einem schottischen Offizier verheiratet und führte in Kingston eine Pension, die auch verwundete Offiziere beherbergte, die sich dort gesundpflegen ließen. Sie war eine hochgeachtete Heilerin, die ohne Zweifel viel von ihrem Wissen an ihre Tochter weitergegeben hat.

Mary heiratete und bereiste die Karibik und Mittelamerika. Als ihr Mann starb, kehrte sie nach Kingston zurück, um die Pension zu übernehmen. Sie hielt sich 1859 in der Hauptstadt auf, als dort die Cholera ausbrach, und natürlich waren ihre medizinischen Kenntnisse sehr gefragt. Bei der Behandlung der Fälle stand ihr ein Dr. B. beratend zur Seite.

Einige Zeit später brach sie zu einer Reise durch Mittelamerika auf. In Cruces, wo die Cholera herrschte, notierte sie:

> Ich glaube, die [medizinische] Fakultät ist noch nicht zu der Erkenntnis gelangt, daß Cholera ansteckend ist, und ich bin selbstverständlich nicht so vermessen, ihnen hierbei zuvorzukommen. Für mein Volk aber war dies nie eine Frage.[197]

Wie die meisten Heilerinnen war sie sich der psychologischen Komponente körperlicher Krankheiten wohl bewußt: »Es ist wenig überraschend, daß die Cholera sich so rasch ausbreitet, denn die Angst ist ihr mächtigster Verbündeter.«[198]

Ihr Durst nach wissenschaftlicher Erkenntnis war so groß, daß sie eine Autopsie an einem Kind vornahm, das an der Cholera gestorben war, um mehr über diese Krankheit zu erfahren. Sie behandelte die Krankheit unter anderem mit

Senfpflastern, um die Körpertemperatur lokal zu erhöhen, und mit Brechmitteln, die den Körper entschlacken sollten. Die Senfpflaster wurden an Wirbelsäule und Nacken angebracht, und Mary achtete darauf, daß das Herz warmgehalten wurde. Sie gab ihren Patienten Zimt und Wasser. Wenn das Schlimmste vorüber war, setzte sie stärkende Präparate ein, um das Hirnfieber zu verhindern, das manchmal auf eine akute Cholera-Attacke folgt. Sie vertrat ein ganzheitliches Medizinverständnis und war der Überzeugung, daß jeder Fall nach seinen eigenen individuellen Bedingungen behandelt werden mußte.

> Wenige Konstitutionen erlaubten die Anwendung exakt identischer Heilmethoden; eine Behandlung, die sich für den einen als äußerst segensreich herausgestellt hatte, hätte seinen Bruder fast das Leben gekostet.[199]

Als 1854 der Krimkrieg ausbrach, beschloß Mary Seacole, ihre Dienste den kämpfenden Truppen an der Front anzubieten. Sie reiste nach London und bewarb sich dort beim Kriegsministerium als Lazarettschwester. Sie war mit der Behandlung der auf der Krim wütenden Cholera, Diarrhöe und Ruhr vertraut. Aber sie wurde dennoch nicht zum Bewerbungsgespräch eingeladen. Immer noch voller Hoffnung wandte sie sich an Elizabeth Herbert, die Frau des Kriegsministers, der Mary nicht hatte sehen wollen. Sie war für die Einstellung der Krankenschwestern verantwortlich. Aber auch hier hatte sie keinen Erfolg. Ihre Bitte um ein Bewerbungsgespräch wurde wiederholt ausgeschlagen, und schließlich erhielt sie nach langem Warten die Mitteilung, daß keine Krankenschwestern mehr benötigt würden. Ohne Zweifel war ihre Hautfarbe ein wesentlicher Grund dafür, daß sie überall auf verschlossene Türen traf. Schließlich hatte sie ein sehr aufschlußreiches Gespräch mit einer Mitarbeiterin von Florence Nightingale: »Ich las es deutlich in ihrem

Gesicht. Selbst wenn ein akuter Mangel an Krankenschwestern geherrscht hätte, wäre ich als Kandidatin nicht in Frage gekommen.«[200]

Die engstirnigen Vorurteile und die Ignoranz der englischen Mittelklasse konnten Mary Seacole aber nicht entmutigen. Sie beschloß, selbst die Initiative zu ergreifen, und ließ Karten mit folgendem Inhalt drucken:

BRITISH HOTEL
Mrs. Mary Seacole
(*aus Kingston, Jamaika*)

teilt ihren früheren Freunden und den Offizieren von Armee und Marine voller Hochachtung mit:
Daß sie eine Passage auf dem Dampfer ›Holländer‹ gebucht hat, um London am 25. Januar zu verlassen. Sie hat die Absicht, bei ihrer Ankunft in Balaklava eine Offiziersmesse und ein komfortables Quartier für kranke und wiedergenesende Offiziere zu eröffnen.[201]

Sechs Wochen verbrachte Mary damit, die Kranken und Sterbenden am Kai von Balaklava zu versorgen, gemeinsam mit den Armeeärzten, die überglücklich waren, eine kompetente Kraft an ihrer Seite zu haben. Die verwundeten Soldaten warteten im Balaklava-Hospital darauf, zum Hauptlazarett in Skutari transportiert zu werden, das etwa vier Tage entfernt lag. Mary backte ihnen auf einem vertäuten Schiff Kuchen mit Eiern, die aus Konstantinopel herbeigeschafft wurden, und schrieb: »Dies hier und etwas Limonade war das einzige, was die Ärzte mir den Verwundeten zu geben erlaubten. Wie sehr diese armen Teufel diese Kuchen mochten, mehr als alles andere – vielleicht, weil sie nach der Heimat schmeckten.«[202]

Später eröffnete sie einen Kaufmannsladen, den sie *British Hotel* nannte, und verkaufte dort Vorräte an die Soldaten.

Es war ein ehrgeiziges Unternehmen, allein das Gebäude und der Hof, der einen Morgen groß war, kosteten 800 Pfund Sterling. Aber die Investition lohnte sich, wie auch ein Gedicht bezeugt, das am 6. Dezember 1856 im *Punch* erschien:

> Sie schenkte den Gläubigen Trost,
> Und Hilfe den Hungernden und Kranken.
> Mit gütigem Herz und offenen Armen,
> Stets gab sie mit tät'gem Erbarmen.

Mrs. Seacole sorgte für das emotionale und geistige Wohlbefinden der Offiziere. Es gab gutes Essen und Konversation mit den Damen, die die Männer an die schönen Dinge erinnern sollten, die zu Hause auf sie warteten.
Als Sebastopol 1855 in die Hände der Briten fiel, war Mrs. Seacole dort die erste Frau. Sie führte nicht nur das Hotel, sondern zog mit ihrer Medizintasche über die Schlachtfelder, um die Soldaten zu versorgen. Nach dem Angriff auf Redan, bei dem die Briten hohe Verluste hinnehmen mußten, mischte sie sich unter die Toten und Sterbenden, um das Leiden zu lindern, wo immer es möglich war. In ihrem Buch notierte sie: »Mehrfach wurde ich zurückbeordert..., aber jedesmal erwies sich meine Tasche mit Verbandszeug und Arzneien für die Verwundeten als guter Passierschein.«[203]
Oft behandelt sie völlig unentgeltlich. Und so war es wenig überraschend, daß sie nach Kriegsende in London vor dem wirtschaftlichen Ruin stand. Im November 1856 mußte sie Bankrott anmelden. Aber die Solidaritätsschreiben, die auf eine Anzeige in der *Times* hin bei ihr eingingen, brachten genug Geld zusammen, um ihre Schulden zu begleichen und ihr die Eröffnung eines neuen Geschäftes zu ermöglichen. Im Juli 1857 wurde ihr zu Ehren eine große Militärparade abgehalten, bei der sich über tausend freiwillige Teilnehmer

versammelten. Allerdings brachte diese Veranstaltung nur wenig Geld ein. Ihre Verdienste waren Anlaß für so manchen Leitartikel in der *Times:*

> Ich habe sie mit ihrer Tasche voller Linderung im Kugelhagel gesehen. Sie beugte sich zu unseren verwundeten Männern herab und versorgte ihre Verletzungen und gebrochenen Glieder. Eine zärtlichere und fähigere Hand hätte sich unter unseren besten Ärzten nicht finden lassen.[204]

In den Schriften zur Geschichte der Frau im Medizinerberuf findet sich kein Wort über Mary Seacole, und das, obwohl sie eine fähige und erfahrene Ärztin und Chirurgin war. Ohne Zweifel schlossen Hautfarbe und Klassenzugehörigkeit sie aus den exklusiven Kreisen der Salons aus, in denen sich die Damen des weißen Mittelstandes für eine Medizinausbildung für Frauen einsetzten.
Marys Geschichte erzählt uns das alte Lied: Sie war eine der vielen entschlossenen und mutigen Frauen, die sich zur ärztlichen Tätigkeit »berufen« fühlten und dafür enorme finanzielle und persönliche Opfer in Kauf nahmen.
Ihre Geschichte nimmt ein gutes Ende. Sie verbrachte die letzten Jahre ihres Lebens abwechselnd in London und Jamaika, wo sie beharrlich ihrer Arbeit nachging. Sie erhielt den Krimorden, eine Auszeichnung der französischen Ehrendivision und eine türkische Medaille. Sie war auch Masseurin beim Prinzen von Wales, einem der Schirmherren ihres Fonds. Mary Seacole starb 1881 und hinterließ ein großes Vermögen.

James Barry

James Barry verkleidete sich als Mann, um an der Universität in Edinburgh Medizin studieren und sich als Armeearzt bewerben zu können. Sie erwarb sich durch ihre Pionierarbeit in der Präventivmedizin und ihre strikten Hygienemaßnahmen in den Armeehospitälern, die die Ausbreitung von Infektionen verhinderten, einen guten Ruf. Als sie auf der Krim mit ihrer Arbeit begann, kam es zwischen ihr und Florence Nightingale zu schweren Auseinandersetzungen.

James Barry trat gegen die Sklaverei und für bessere Bedingungen in Nervenanstalten ein, die ihrer Meinung nach so miserabel waren, daß sie selbst den Gesündesten zum Wahnsinn treiben mußten.

Sie war sehr unmißverständlich in ihrer Kritik an den Verhältnissen in den Armeekrankenhäusern und wurde schließlich in die Tropen versetzt, damit die Armee nicht weiter bloßgestellt wurde.

Ihre generelle ärztliche Praxis, die Betonung von Hygiene und Prävention in der Gesundheitsfürsorge spiegeln viel von dem wider, was uns aus der Vorgehensweise der Heilerinnen bekannt ist. Sehr interessant ist zudem ihr politisches Engagement und ihr Bemühen, die Öffentlichkeit besser über den menschlichen Körper und Gesundheitsfragen aufzuklären.

Als sie 1865 starb, wurde bekannt, daß sie eine Frau gewesen war. Es war eine echte Sensation, besonders angesichts ihres Rufes als Schürzenjäger. Der Schock und die Empörung über diese Entdeckung führten dazu, daß ihre Verdienste keine Würdigung fanden.

Im ausgehenden 19. Jahrhundert begannen Ärztinnen orthodoxer und alternativer Prägung, sich den Status und das Prestige früherer Zeiten zurückzuerobern. Frauen hatten nun wieder Zugang zu Welten, die ihnen seit der Zeit der Inquisition verschlossen gewesen waren.

9

DISKRIMINIERUNG
PER DISZIPLINARVERFAHREN

Frauen decken im heutigen Großbritannien die gesamte Bandbreite des Arztberufs ab, von der Oberärztin bis zur niedergelassenen Ärztin, obwohl sie die Position von Oberärzten selten bekleiden. Sie sind Mitglieder in den verschiedenen ärztlichen Vereinigungen, bei deren Treffen sie allerdings nicht immer willkommen sind: »[Frauen werden] von den gemütlichen Männerrunden ausgeschlossen, in denen, wie man hört, die Posten der Oberärzte vergeben werden.«[205]

Obwohl die Mehrzahl der traditionellen und alternativen Ärzte weiße Mittelschichtler sind, steht die Medizinausbildung theoretisch jedem offen. In der täglichen Praxis aber wird von Frauen und Farbigen deutlich mehr verlangt als von ihren weißen, männlichen Kollegen. Sie müssen für den gleichen Lohn härter arbeiten, die weniger verdienstvolle Schmutzarbeit erledigen und bei all dem stets klein beigeben. Wehrt sie sich, hat das für Karriere und Privatleben der Frau schwerwiegende Konsequenzen. Ärztinnen werden als Bedrohung der männlichen Ordnung wahrgenommen, weil sie die Initiative ergreifen und eigene Wege gehen, statt sich althergebrachten Gewohnheiten zu beugen. Mitte der 80er Jahre schreibt ein Oberarzt folgendes über Wendy Savage:

> Sie sollte als Mädchen nett und freundlich sein und sich mit ihren Kollegen gut stellen. Hätte sie ihre Karten rich-

tig ausgespielt, hätte sie festgestellt, daß es von großem Vorteil ist, eine Frau zu sein. Ihre männlichen Kollegen wären ihr bereitwillig entgegengekommen und hätten ihr sicher manchen Gefallen erwiesen.[206]

Mit anderen Worten, hätte sie als Verführerin ihre weiblichen Reize ausgespielt, statt selbstbewußt und offen aufzutreten, hätte Wendy Savage ihr Ziel vermutlich ohne Schwierigkeiten erreicht.
Frauen sind heute wieder Ärztinnen, also im Grunde das, was sie immer schon gewesen sind. Aber genauso wie früher werden sie auch heute diskriminiert. Das historische Wissen hilft uns, die heutigen Probleme im richtigen Licht zu sehen. Es macht uns bewußt, daß unser Kampf erst enden wird, wenn das Patriarchat und die Ära des weißen Mannes Vergangenheit sind.

Jilly Rosser und die radikalen Hebammen

Es gibt in Großbritannien eine Reihe von unabhängigen Hebammen, die außerhalb des staatlichen Gesundheitswesens (National Health Service) arbeiten und die Kinder im Elternhaus zur Welt holen. Sie arbeiten meistens gemeinsam mit praktischen Ärzten, vorausgesetzt, diese sind dazu bereit. Das englische Hebammentum hat den Angriff der ärztlichen Geburtshelfer nur mit Mühe überlebt, und es sieht, wie Wendy Savage fürchtet, »ganz danach aus, als sollte das hierarchisch strukturierte Hebammentum das Werk, das die Geburtshelfer begannen, vollenden«.[207]
Die Geburtshilfe galt von jeher als Domäne der Frau und damit als Bedrohung für die männliche Medizin. Das Aufkommen männlicher Geburtshelfer war ein Vorbote für die Spezialwissenschaften der Geburtshilfe und der Gynäkologie, von denen erstere heute die lukrativste Einzeldisziplin

darstellt. In vielen westlichen Ländern sind ausschließlich ausgebildete Ärzte für den Hebammenberuf zugelassen und Laienhebammen gesetzlich verboten. Der *Peelreport* von 1990, der vom Königlichen Ärztebund der Geburtshelfer anerkannt wurde, setzt sich zum Ziel, in Großbritannien nur noch Krankenhausgeburten durchzuführen. Für die unabhängigen Hebammen aber ist ihr Berufszweig völlig gerechtfertigt, ja notwendig. Die meisten von ihnen haben den *National Health Service* verlassen, weil sie mit den Praktiken und Methoden in den Kreißsälen nicht einverstanden waren. Eine Frau kann im *National Health Service* während ihrer Schwangerschaft ohne weiteres von fünfzehn verschiedenen Hebammen behandelt werden. Es gibt keine Kontinuität in der Betreuung, und viele Frauen sind dadurch irritiert und mißtrauen den Profis des Gesundheitswesens. Auch die Hebammen selbst spüren die mangelnde Kontinuität ihrer Arbeit und sind frustriert wegen der bruchstückhaften Betreuung im öffentlichen Gesundheitswesen. Eine unabhängige Hebamme dagegen geht völlig anders vor. Sie nimmt im Hause der werdenden Mutter eine Eingangsberatung von manchmal bis zu drei Stunden vor, die auch den kompletten sozialen und medizinischen Hintergrund berücksichtigt, und sie betreut die Mutter während der gesamten Schwangerschaft, d. h., auch während und nach der Geburt. Ihre Dienste sind nicht unbedingt billig, aber viele Frauen sind zu der Überzeugung gelangt, daß dieses finanzielle Opfer sich lohnt, wenn es ihnen eine friedliche Schwangerschaft und eine Niederkunft in einer gut betreuten Umgebung garantiert.

Diesen unabhängigen Hebammen weht ein harter Wind ins Gesicht; die zunehmende Bedrohung läßt sie um ihren Berufsstand bangen. Bei Disziplinarverfahren wegen angeblichen Fehlverhaltens verlieren sie im Unterschied zu normalen Ärzten sofort das Recht zu praktizieren und damit ihren Lebensunterhalt. Sie werden schon bestraft, noch bevor sie überhaupt schuldig gesprochen worden sind.

Das zuständige Kontrollorgan des *National Health Service* schreibt vor, daß Hebammen nach bestimmten Methoden praktizieren müßten, an die sich unabhängige Hebammen nicht immer hielten. In der Tat neigen unabhängige Hebammen eher zu alternativen Geburtsmethoden, und das mit Bedacht. Es gibt keine Einmütigkeit, wie bei Wehen zu verfahren sei. Der von der Ärzteschaft vorgeschriebene Behandlungskodex ist gesetzlich nicht bindend.
Jilly Rosser verlor am 10. September 1988 ihre Lizenz beim *Uk Central Council for Nursing, Midwifery and Health Visiting (UKCC),* und das, obwohl sie einen hervorragenden Ruf als Hebamme genießt. Man befand sie in vier Fällen des falschen Vorgehens für schuldig und bestrafte sie, noch bevor es überhaupt zu einem ordentlichen Gerichtsverfahren kam. Sie verlor ihre Arbeitserlaubnis und damit, wie sie selbst schätzte, etwa 10 000 Pfund, die ihr in dem einen Jahr, das sie auf ihre Anhörung vor dem ärztlichen Ausschuß warten mußte, an Einnahmen entgingen.
Ihr wurde vorgeworfen, im eigenen Wagen ohne Wiederbelebungsausrüstung und ohne zweite professionelle Kraft eine Mutter mit ihrem Baby ins Krankenhaus gebracht zu haben; außerdem soll sie, als die Mutter einen Blutsturz bekam, nicht auf den Notdienst gewartet und es versäumt haben, einen Geburtshelfernotdienst oder registrierten Arzt zu rufen, als der Zustand der Frau sich verschlechterte. Jilly Rosser aber hatte nach eigener Aussage versucht, den Arzt der Frau zu erreichen, und außerdem Angst gehabt, der Bereitschaftsdienst könnte zu spät eintreffen, was das Leben der Frau in Gefahr gebracht hätte. Die starken Einsparungen im öffentlichen Gesundheitswesen lassen ihre Überlegungen als durchaus gerechtfertigt erscheinen. Die anderen Anklagepunkte lauteten auf unzureichende Protokollierung von Symptomen und Behandlungsweise und Unterlassung der notwendigen Untersuchungen, um die Ursache des verschlechterten Zustands der Frau herauszufinden.

Im Grunde wußte niemand so recht, warum der Fall vor den Disziplinarausschuß gebracht worden war. Bis auf eine Ausnahme waren alle Zeugen, auch die der Anklage, sich darin einig, daß sie unter den gleichen Umständen genauso gehandelt hätten.

> Wenn ein Arzt bisher ohne Fehl und Tadel praktiziert und sich stets um weitere Verbesserung seiner Fähigkeiten bemüht hat, und wenn er dann einem Patienten, ohne Rücksicht auf eigene finanzielle oder andere Nachteile, zu helfen versucht, sollte man einen solchen Arzt dann wegen eines Irrtums bestrafen?[208]

Für den UKCC war die Antwort klar. Luke Zander, Geburtshelfer und allgemeiner Arzt, schreibt in einem Brief an das *British Medical Journal:*

> Der Urteilsspruch basierte allein auf den strikten Vorschriften, die bei bestimmten Behandlungsprozeduren eingehalten werden müssen. Das Warum der Handlungsweisen und ob sie vielleicht begründet oder in der Situation gerechtfertigt schienen, spielte keine Rolle.[209]

Das Urteil widersprach selbst dem eigenen Verhaltenskodex des UKCC. Dort heißt es nämlich:

> Der Standard für die bei der Entbindung von den Hebammen anzuwendenden Verfahren hat sich an den neuesten medizinischen und klinischen Entwicklungen zu orientieren. Dabei hat die Gesundheit der Frau und/oder ihres Kindes unter allen Umständen höchste Priorität.[210]

Ohne Frage hat Jilly Rosser im Sinne dieses Kodexes gehandelt, als sie die schwangere Frau auf dem schnellsten Weg ins

Krankenhaus gebracht hat, um damit zu vermeiden, daß sie an den Folgen eines Blutsturzes stirbt.
Jilly Rosser klagte gegen die Entscheidung des UKCC, und der Richter gab ihr ohne Einschränkung recht: »Wir alle machen Fehler, auch Anwälte und Ärzte. Aber wir verlieren dadurch nicht gleich unsere Lizenz.«[211]
Ihre Anhänger hofften, der Richter würde eindeutig formulieren, unter welchen Umständen ein fehlerhaftes Verhalten vorliege, aber bevor er dazu kam, zog der Staatsanwalt am zweiten Verhandlungstag die Klage zurück. Der Richter war dem Begriff des Fehlverhaltens gegenüber äußerst kritisch eingestellt. Er war der Überzeugung, daß die Erwartungen, die man an die Hebammen stellte, unrealistisch seien. Als er zu dem Vorwurf kam, Jilly Rosser habe während der Behandlung keine Aufzeichnungen vorgenommen, las er sich ihre Notizen durch und befand sie für ausreichend. Es sei, betonte er ironisch, doch nachgerade unmöglich, sich um eine Frau mit akutem Blutsturz zu kümmern und zugleich ausführliche Aufzeichnungen vorzunehmen, den Notdienst anzurufen und Vorkehrungen zu treffen, sie ins Krankenhaus zu bringen. Als der Anwalt des UKCC vorschlug, sie hätte doch ihre Aufzeichnungen machen können, während sie die Hand der Mutter hielt, erntete er lautes Gelächter im Gerichtssaal, und der Richter bemerkte spitz, sie müßte dafür schon die Qualitäten eines erstklassigen Jongleurs mitbringen. Jilly Rosser gewann das Verfahren, und die Kosten dafür mußte der UKCC tragen. Es war eindeutig, daß »der UKCC sich so schnell geschlagen gab, weil er zu Recht Befürchtungen in bezug auf das Ergebnis des Gerichtsverfahrens hatte. Es war ein eindeutiger Fall von Schadensbegrenzung.«[212]
Jilly Rosser war nicht die einzige unabhängige Hebamme, die sich in den späten 80er Jahren solchen Problemen ausgesetzt sah. Gegen Caroline Flint wurde eine Untersuchung eingeleitet, weil sie in der *Nursing Times* einen Artikel über

die verschiedenen Geburtsmethoden geschrieben hatte und dabei einen eigenen Fall erwähnte, was einen Verstoß gegen die ärztliche Schweigepflicht darstellte; Owen Atkinson wurde nach einer komplizierten Geburt sechs Monate vom Londoner Gesundheitsamt suspendiert, und eine Hebamme des *National Health Service* wurde entlassen, weil sie in ihrem Krankenhaus nicht zur Arbeit erschien und es versäumte, einen Ersatz zur Verfügung zu stellen. Caroline Flint berichtet noch von weiteren Fallen, in denen gegen Hebammen solche Untersuchungen eingeleitet wurden, »auch wenn die Kläger (häufig leitende Hebammen) wegen der großen Öffentlichkeit in letzter Zeit etwas zurückhaltender waren«.[213] Sie sieht in diesen Verfahren einen Versuch des Ärztestandes und der Hebammengilde, häusliche Geburten zu begrenzen. Von den siebzig unabhängigen Hebammen in Großbritannien, von denen die meisten in London praktizieren, sahen sich allein 1988 sieben Frauen disziplinarischen Maßnahmen ausgesetzt. Beverly Beech von der *Association for the Improvement of Midwifery Services* (AIMS), eine Vereinigung, die sich für Fortschritte im Hebammentum stark macht, glaubt an eine Verschwörung gegen diese Hebammen.[214] Die Zahl der anhängigen Verfahren scheint diese Vermutung zu bestätigen. Offenbar werden Hebammen, die außerhalb des *National Health Service* praktizieren, von den staatlichen Hebammen als Bedrohung wahrgenommen. Sie sind Abtrünnige, die nicht ins System passen. Vielleicht spielten aber auch Eifersucht und die Angst davor mit, daß Frauen zuviel Autonomie und Macht bekommen könnten. Sie passen nicht in ein System, das von traditionell männlichen Werten beherrscht und daran gewöhnt ist, daß Männer die Entscheidungen treffen.

Diese Probleme werden an Schärfe zunehmen. Immer mehr Frauen entscheiden sich heute für eine Geburt zu Hause und damit außerhalb des *National Health Service*. Aber auch die Hebammen selbst sind immer öfter enttäuscht von den Entbindungsmethoden in den Krankenhäusern. Hebammen sind bei Hausgeburten der Kontrolle der ärztlichen Geburtshelfer und der leitenden Hebammen entzogen. Diese Autonomie gibt ihnen die Chance, ihre ärztliche Kunst ohne die Beeinflussung durch konservative Elemente frei auszuüben. Selbstverständlich werden solche Frauen schnell als Bedrohung wahrgenommen.

WENDY SAVAGE UND DIE TOWER-HAMLETS-GESUNDHEITSBEHÖRDE

Im Fall der Wendy Savage, einer Oberärztin, die am Londoner Hospital Geburtshilfe lehrte, herrschten zwei Begriffe vor, wenn es um sie oder ihre Praxis ging: gefährlich und bedrohlich.

Wendy Savage wurde am 24. April 1985 von der *Tower-Hamlets*-Gesundheitsbehörde wegen angeblicher Inkompetenz suspendiert und mußte ihr Amt als Oberärztin des *National Health Service* für Geburtshilfe und Gynäkologie aufgeben. Sie hatte bis dahin nicht weniger als 25 Jahre Berufserfahrung hinter sich. Auch wenn ihre Suspendierung für sie unerwartet kam, hatte es schon geraume Zeit Spannungen zwischen ihr und ihrem Professor gegeben, der am Londoner Hospital tätig war.

> Bei diesen Spannungen ging es darum, wie Ärzte arbeiten und miteinander umgehen, und um die Tatsache, daß ich kein Mitglied des ›Establishment‹ bin und auch keinerlei Grund sah, mich der unausgesprochenen, aber allen bekannten ›Parteilinie‹ der Ärzteschaft anzuschließen, zumal ich in keinster Weise davon überzeugt bin, daß diese im Interesse der Patienten ist.[215]

Wendy Savage wurde 24 Stunden vorher telefonisch von

ihrer Suspendierung informiert. Man beschlagnahmte ohne ihr Wissen einige ihrer Aufzeichnungen über Krankheitsfälle und schickte sie an den zuständigen Assessor für Kindersterblichkeit, eine ethisch äußerst fragwürdige Aktion. Ihr wurde mitgeteilt, daß sie ihre Unterrichtstätigkeit an der Londoner Universität einstellen müsse, womit man ihr zu verstehen gab, daß ihre praktische Inkompetenz sie nicht dazu qualifiziere, Medizinstudenten auszubilden.

Normalerweise wird ein Arzt in einer solchen Position nur dann suspendiert, wenn er wegen extremer seelischer Probleme, Alkohol- oder Drogensucht eine Gefährdung für seine Patienten darstellt. Ihn wegen fünf umstrittener Fälle zu suspendieren, ist ein ebenso radikaler wie unvernünftiger Schritt. Aber er sollte eine Kette von Nachforschungen in Gang setzen, die fünfzehn Monate dauerten und der finanziell ohnehin schon sehr schwach gestellten *Tower-Hamlet*-Gesundheitsbehörde 250 000 Pfund kosten. Der ganze Aufwand war vergeblich: Wendy Savage wurde von den Vorwürfen entlastet.

Warum aber wurde sie vom Komitee und den Medien dieser Tortur unterzogen? Sie selbst meint dazu: »Ich und viele meiner Anhänger sahen meine Suspendierung als einen Teil in dem Kampf um die Kontrolle der Geburtshilfe, und aus diesem Grunde entschieden wir uns dafür, zu kämpfen.«[216] Sie spitzt das Problem folgendermaßen zu: »Es geht hier nicht um Kompetenz, sondern um Wertmaßstäbe und Überzeugungen, es geht um eine andere Art der Geburtshilfe.«[217]

In vielen Punkten standen Wendy Savages Ansichten über Geburtshilfe und Gynäkologie im Widerspruch zur orthodoxen Lehre. Ein wesentlicher Streitpunkt dabei war die Abtreibungsfrage. Wendy Savage hatte als Medizinstudentin einige Frauen nach verpfuschten Eingriffen sterben sehen und wurde daraufhin überzeugte Vertreterin der legalen Abtreibung. Ihre Erlebnisse in Afrika bestärkten sie in

ihrer Überzeugung, gegen die heuchlerische Haltung vieler Ärzte Front zu machen: »Warum logen einige meiner Kollegen wegen der illegalen Abtreibungen, die sie vornahmen? Und warum vergaßen sie plötzlich jede medizinische Ethik, sobald Geld im Spiel war?«[218]
Es wurde ein Abtreibungszentrum mit nicht-ärztlichen Schwangerschaftsberatern eröffnet, das ambulante Abtreibungen für gesunde Frauen bis zum dritten Monat anbot. Einige Kollegen von Wendy Savage waren äußerst unglücklich über diese Situation. Sie befürchteten, das *Tower Hamlets* könne sich den zweifelhaften Ruf als Abtreibungsmekka Londons erwerben. Viele ihrer feindseligen Äußerungen, so wurde vermutet, haben hier ihren Ursprung.[219]
Wahlmöglichkeiten bei der Geburt waren ein weiterer Streitpunkt in dieser Auseinandersetzung. Wendy Savage und ihr Team versuchten, praktische Ärzte an Geburten zu beteiligen und Hebammen zur häuslichen Entbindung in Zusammenarbeit mit dem Krankenhaus zu bewegen. Sie wollten im Londoner Hospital eine Station eröffnen, in der praktische Ärzte sich um Entbindungen kümmern konnten. Dies wurde aber durch die Oberärzte verhindert.

> Was unsere Kollegen am meisten zu stören schien, war, daß wir praktische Ärzte miteinbezogen. Sie hatten das Gefühl, daß die Entscheidung darüber, wie Frauen entbinden sollen, bei den Oberärzten liegen sollte. Es ging im Grunde um eine Frage der Macht...[220]

Auch ihre Ansichten über die Schwangerschaft sorgten bei ihren Kollegen für Aufregung, wenn nicht sogar für Panik:

> Die Schwangerschaft ist keine Krankheit. Ich gehöre zu der Schule, für die Schwangerschaften etwas völlig Normales sind, es sei denn, irgend etwas stimmt nicht...

> Wenn man jede einzelne Frau als Individuum behandelt und ihre Entbindung mit ihr zusammen plant, wird man die besten Ergebnisse erzielen.[221]

> Das Problem von Geburt und Macht ist eines, das starke Gefühle auslöst, weil die Geburt ein zutiefst bewegendes Erlebnis ist... Die Geburt weckt die urtümlichsten und elementarsten Gefühle in uns... Sie ruft uns Tod und Leben wieder ins Gedächtnis zurück.[222]

Mit anderen Worten, sie erinnert den Arzt daran, daß es Ereignisse gibt, bei denen er machtlos ist. Eins von hundert Babys stirbt im Uterus oder in der ersten Lebenswoche, und Geburtshelfer müssen mit ansehen, wie durchschnittlich fünf bis zehn Frauen pro Jahr das Krankenhaus ohne Kind verlassen. Andere Methoden hätten vielleicht ein Viertel oder sogar die Hälfte der Kinder retten können. Die dadurch entstehenden Schuldgefühle stellen sicherlich eine schwere Belastung dar.
Wendy Savage faßt ihre Überzeugung folgendermaßen zusammen:

> Frauen in die Entscheidung darüber einzubinden, wie sie ihr Kind zur Welt bringen wollen, bedeutet für den Geburtshelfer, daß er einen Teil seiner Macht abgibt. Es scheint für Geburtshelfer beiderlei Geschlechts eine zutiefst bedrohliche Angelegenheit zu sein, wenn Frauen ein wenig Kontrolle über ihre eigene Fruchtbarkeit erlangen.[223]

Sie betont, daß die meisten Oberärzte Männer sind, während auf der anderen Seite der Klientenstamm ausschließlich aus Frauen besteht: »Die Rolle des Arztes ist hier die eines Beraters, weniger die einer autoritären, professionell ausgebildeten Instanz, und dies ist für viele Ärzte schwer zu

verkraften – besonders für den Großteil der männlichen Geburtshelfer.«[224]
Die äußerst extreme Maßnahme, Wendy Savage zu suspendieren und so nicht nur ihren Job, sondern auch ihr Recht auf Ausübung ihres Berufes zu gefährden, kann nur als skandalös bezeichnet werden. Ein Journalist schrieb dazu:

> Einige Ärzte, die sich lautstark über die Diskriminierung durch die Medien beklagen, befürworten auf der anderen Seite eine alte Tradition in der Medizin, die Diskriminierung durch üble Nachrede und Verleumdung... In Mrs. Savages Fall beinhaltet die üble Nachrede viele Unterstellungen über ihre sexuellen Neigungen und ihr Privatleben.[225]

Der Unterschied zwischen dem, was Frauen von Geburtshelfern wollen, und dem, was die Medizin ihnen tatsächlich zu geben bereit ist, zeigt sich deutlich an den unterschiedlichen Reaktionen, die von praktischen Ärzten und dem königlichen Ärztebund für Geburtshilfe und Gynäkologie kamen. Ärzte, Sozialarbeiter und Frauengesundheitsgruppen stellten sich von Anfang an auf die Seite von Wendy Savage und riefen eine Solidaritätsbewegung ins Leben, die Spenden für die Gerichtskosten sammelte. Wendy Savage erhielt über zwanzig unterstützende Briefe von praktischen Ärzten und Hebammen, aber nur knapp eine Handvoll von Krankenhausärzten und Kollegen. Auch die Medizinstudenten bekundeten ihre Sympathie, einige von ihnen traten der Solidaritätsbewegung bei und organisierten vor ihrem Abschlußexamen Privatvorlesungen. Mehr als achtzig praktische Ärzte von *Tower Hamlets* unterzeichneten die Petition. Wendy Savage hatte keinerlei Schwierigkeiten, nach dem Verfahren wieder eine Anstellung in dieser Gegend zu finden. Die Unterstützung an der Basis war einfach enorm.

Der Rechtsstreit begann im Februar 1986, und das Gerichtsverfahren dauerte mehr als drei Wochen. Wie ein Jahrhundert zuvor spielte auch diesmal der Druck der Öffentlichkeit eine wichtige Rolle. Brian Raymond, Wendy Savages Anwalt, brachte diesen Sachverhalt auf eine griffige Formel: »Ihr Gewicht vor Gericht ist direkt proportional zu dem Gewicht, das Sie außerhalb des Gerichtssaales haben.«[226]
Die fünf in Frage stehenden Vorfälle wurden aus über 800 Fällen ausgesucht, die Wendy Savage zwischen 1983 und 1984 behandelt hatte. Bei vier dieser Fälle war das Vorgehen bei der Entbindung sehr unkonventionell.
Im ersten Fall wurde die betroffene Frau zu lange im zweiten Stadium der Wehen gelassen, zumal es sich um eine Steißgeburt handelte. Die Behandlung war sehr ungewöhnlich und beinhaltete ein gewisses Risiko, aber die Einschätzung der Lage wurde als korrekt bezeichnet. Im zweiten Fall hatte der Säugling eine Entwicklungsstörung. Im dritten Fall ging es um eine Frau aus Bangladesch, die ihr erstes Kind per Kaiserschnitt bekommen hatte und jetzt aus sozialen, religiösen und kulturellen Gründen eine normale Geburt wollte. Wendy Savage wartete so lange, bis deutlich erkennbar wurde, daß eine Vaginalgeburt nicht möglich war, und leitete dann den Kaiserschnitt ein. Mutter und Kind waren nach der Geburt wohlauf, aber nach zehn Tagen starb das Kind an einer Blutkrankheit, die angeblich durch den Druck entstanden sein soll, dem das Kind während der langen Wehen ausgesetzt gewesen war. Obwohl es keinen Hinweis darauf gab, daß das Vorgehen der behandelnden Ärztin zum Tod des Kindes geführt hatte, wurde ihre Behandlungsmethode als unglückliche Wahl bezeichnet. Im vierten Fall ging es um eine Mutter von Zwillingen, die an einer ernsten Anämie litt und nicht rechtzeitig behandelt wurde. Sie entwickelte daraufhin eine schwere Eklampsie. Die Frau wollte eine normale Geburt, und Wendy Savage willigte zunächst ein, entschied sich aber später für den Kaiserschnitt. Diese Ent-

scheidung wurde ihr später zum Vorwurf gemacht. Die Mutter und die Zwillinge allerdings erfreuen sich heute der besten Gesundheit. Auch der letzte Fall dreht sich um einen Kaiserschnitt und Wendy Savages Zögern, diesen Eingriff schon in einem frühen Stadium der Wehen vorzunehmen. Als die Operation schließlich unvermeidlich wurde, beaufsichtigte sie den Hausarzt, der sie vornahm, nicht persönlich.
Keiner dieser Vorwürfe wog wirklich schwer. Einer der Zeugen gab später sein Urteil über derartige Fälle ab:

> In einem betriebsamen Krankenhaus kommt es auch bei den besten Ärzten zu Fehleinschätzungen, Mißverständnissen, sogar echten Kunstfehlern. Normalerweise zeigt man dem Kollegen, dem das passiert ist, eher Verständnis und Sympathie. Aber hier kann ich davon nicht das geringste spüren... Es wird im Fall von Doktor Savage nicht der kleinste Hauch eines Zweifels an ihrer Unschuld erkennbar.[227]

Beim Schlußplädoyer ging die Staatsanwaltschaft dazu über, die Persönlichkeit der Angeklagten anzugreifen. Ihre Untergebenen sollen sich vor ihr gefürchtet haben, und sie wurde in medizinischen Angelegenheiten als verbissene und übelgelaunte Fundamentalistin dargestellt. Man unterstellte ihr auch eine schwere Charakterschwäche, »die sich in einer völlig unkritischen Einstellung der eigenen Person gegenüber zeigt«.[228]
Das abschließende Urteil des Medizinerrates war, daß Dr. Savage deutlich zu Fehleinschätzungen neigt und nur in einem Fall dem nahegekommen ist, was als akzeptable Praktik bezeichnet werden könnte. Ein Leitartikel im *Medical Journal* kommt zu dem Schluß: »Mrs. Savages nachdrückliches Eintreten für ihre Überzeugung, daß Frauen die Methode ihrer Entbindung mitbestimmen sollten, machte sie zu einer öffentlichen und oft umstrittenen Person.«[229]

Aber was dabei nicht vergessen werden darf: »Der Medizinerstand benimmt sich zuweilen immer noch wie ein Gentlemen-Club aus der Zeit Edwards VII., der wie ein Mann zu seinen Clubmitgliedern steht und sich gegen jeden wendet, der mit neuen, unorthodoxen Meinungen aufwartet.«[230]

Aber die Blöße, die sich der königliche Ärztebund und der gesamte Berufsstand gaben, indem sie keinerlei Anstalten zur Verteidigung unternahmen, blieb öffentlich nicht ungeahndet. Dr. Anthony Clare, Psychologieprofessor am *St. Bartholomew's Hospital,* schrieb:

> Während dieser ganzen Auseinandersetzung hielt sich das *London Hospital Medical College* vornehm zurück, obwohl doch ein Professor aus seinen eigenen Reihen einem seiner Oberärzte Inkompetenz vorwarf. Ein besseres Beispiel für das mangelnde Rückgrat eines Großteils unserer Mediziner läßt sich nur schwerlich finden... Wenn sich hieraus etwas lernen läßt..., dann daß Ärzte, die sich Verwaltungsbeamten, Managern und Juristen überlassen, alsbald ihren Anspruch einbüßen, einen selbständigen Beruf auszuüben. Und sie sollten sich dann auch nicht wundern, wenn Würde, Status und Respekt, die diesen Beruf einmal kennzeichneten, zu schwinden beginnen.[231]

Ein Leitartikel im *Lancet* stößt ins gleiche Horn:

> Von einigen lobenswerten Ausnahmen abgesehen, schweigen die Ärzte. Eine ernüchternde Interpretation dieses Sachverhaltes ist die, daß die einzelnen Mitglieder in einem Berufsstand, der auf dem Patronatsrecht aufgebaut ist, sich nur ungern aus dem Fenster lehnen. Der Königliche Ärztebund für Geburtshilfe und Gynäkologie ist nun wirklich von dieser Streitfrage betroffen. Dennoch

haben wir aus diesem Lager so gut wie nichts vernommen. Seine Funktionäre scheinen mehr darum besorgt gewesen zu sein, den äußeren Schein zu wahren, als sich in einer Frage von Prinzipien und Gerechtigkeit zu engagieren.[232]

Man könnte vielleicht argumentieren, daß dieser Fall die Debatte über Geburt und Familienplanung endlich in die Öffentlichkeit gebracht und gezeigt hat, wie weit die Mehrheit der Geburtshelfer und Gynäkologen von der Meinung der Öffentlichkeit entfernt ist.
Wendy Savage wurde schließlich wieder in ihre alte Position als Oberärztin des *National Health Service* eingesetzt und fährt mit ihrer Pionierarbeit fort.

MARIETTA HIGGS UND DER CLEVELAND-FALL

1987 kam es in der Grafschaft Cleveland zu einer Krise, die einige Grundüberzeugungen über das Familienleben erschütterte. Zwischen Frühling und Frühsommer dieses Jahres wurde bei 121 Kindern aus dieser Gegend sexueller Mißbrauch diagnostiziert. Sie waren im Durchschnitt etwa sieben Jahre alt. Die beiden Kinderärzte, die die Diagnose gestellt hatten, waren Dr. Marietta Higgs und Dr. Geoffrey Wyatt. Nach monatelangen Verhandlungen vor Gericht wurde entschieden, daß bei 26 dieser Kinder eine falsche Diagnose abgegeben worden war.
Kurz darauf starteten die Boulevardzeitungen eine Kampagne gegen Dr. Higgs und die ebenfalls in diesen Fall verwikkelte Sozialarbeiterin Sue Richardson. Es wurde als Skandal bezeichnet, daß sie weiterhin für Fälle sexuellen Mißbrauchs zuständig blieben. Der Gesichtspunkt des Schutzes von Kindern und Kleinkindern geriet bei der hysterischen Empörung aber völlig in Vergessenheit. Die Affäre erreichte

ihren Höhepunkt in einer gerichtlichen Untersuchung, die von Lord Justice Butler-Sloss, einer Frau, geleitet wurde und zwei Million Pfund kostete.[233]

Das Ausmaß der öffentlichen Empörung hing weniger mit dem Verbrechen als solchem zusammen als vielmehr mit der Tatsache, daß es sich um ein Sexualverbrechen handelte. Sexualität ist in unserer Gesellschaft immer noch ein Tabuthema, trotz der sogenannten sexuellen Revolution. Sex zwischen Erwachsenen und Kindern ist dabei fast immer ein »männliches Verbrechen, das meistens von den Vätern ausgeht und gegen Frauen und Kinder geht«.[234] Eine Herausforderung für die Männer, die nicht ohne politische Brisanz ist, denn es sind die Männer, die den Mißbrauch verüben und dann mit der Aufgabe betraut sind, die Ermittlungen anzustellen und die Verantwortlichen zu bestrafen. Die Reaktion der beteiligten Polizisten während der Untersuchung zeigte entsprechende Streßphänomene: »zunächst Panik, danach Wutausbrüche und schließlich ein Rückzug auf die ›männliche Intuition‹.«[235]

Der Fall ist ziemlich komplex. Da ist zum einen die Gruppe der Mediziner: auf der einen Seite die beiden Kinderärzte, die die Kinder beschützen wollten und bei der Auswertung der Beweismittel angeblich übertrieben haben, und auf der anderen die beiden Polizeiärzte, Irvine und Roberts, die die Diagnose anzweifelten und die Kinderärzte bei jeder Gelegenheit behinderten. Dann gibt es noch die Gruppe der Sozialarbeiter, die die Kinder verteidigten, allen voran Sue Richardson und ihr Vorgesetzter, der Direktor der Sozialfürsorge, Mike Bishop. Ihnen gegenüber stand der Labour-Abgeordnete Stuart Bell, der als Verteidiger für die Väter auftrat und dabei von Reverend Michael Wright, einem Vertreter der Kirche, unterstützt wurde.

Bis vor kurzem noch war man der Ansicht, daß Kindesmißbrauch nur in sozial benachteiligten, verarmten und ungebildeten Schichten zu finden sei. Aber es hat sich gezeigt, daß er in allen Familien vorkommt, unabhängig von Rasse, Religion, Klasse oder ethnischer Zugehörigkeit. Väter, Stiefväter, Onkel, Familienfreunde auf der einen Seite und Jungen und Mädchen vom Kleinstkindalter bis zum siebzehnten Lebensjahr auf der anderen Seite sind betroffen. So ist es, wie Beatrix Campbell zusammenfaßt, »für die Gesellschaft eine äußerst prekäre Aufgabe, gegen den sexuellen Mißbrauch vorzugehen, auf politischer und auf professioneller Ebene«.[236]

Dr. Higgs wurde in der Presse als kalt, rational, reserviert und sehr diszipliniert verurteilt – also mit allen Merkmalen belegt, die Männer sich selbst gerne zuschreiben und die ihnen auch gesellschaftlich zugeordnet werden. Die Polizei dagegen soll sich sehr irrational verhalten und sich eher von Ahnungen und Gefühlen leiten lassen haben. Ein Polizeiinspektor meinte dazu: »Sexueller Mißbrauch ist, als hätte man eine Leiche vor sich liegen, von der man nichts erfährt. Man hat nichts in der Hand, woran man sich orientieren könnte. Es ist der Alptraum eines jeden Polizeibeamten. Man will nur noch, daß er endlich aufhört.«[237]

Als der Fall erst einmal ins Rollen gebracht war und immer mehr Kinder mit Verdacht auf sexuellen Mißbrauch die Kinderstation des *Middlesborough General Hospital* füllten, fingen die Probleme an. Die ohnehin schon überlasteten Krankenschwestern waren mit den schwierigen Kindern völlig überfordert, empörte Eltern kamen auf die Station, schrien, weinten, stritten und verbrachten die Nächte im angrenzenden Elternzimmer. Dr. Higgs aber ließ sich von den Bitten der Krankenschwestern, die Zahl der Überweisungen doch etwas zu senken, nicht beeindrucken. Die Polizei dagegen weigerte sich, Fälle anzunehmen, solange der Mißbrauch nicht durch einen weiteren Arzt bestätigt worden war. Sie war der Überzeugung, Dr. Higgs and Sue Richardson planten einen Komplott.

Reverend Wright, der die Solidaritätskampagne für die

Väter ins Leben rief und koordinierte, wartete mit der Theorie einer feministischen Mafia auf, die in Cleveland ihr Unwesen trieb. Seiner Meinung nach glaubten viele Frauen, daß es ihren Familien ohne die Väter besser gehen würde. Ohne Zweifel werden die Frauen, die befürchten mußten, daß ihre Ehemänner sich an ihren eigenen Kindern sexuell vergangen hatten, diesen Gedanken gehabt haben.
Dr. Higgs brachte die Polizei und die Gegenpartei schier zur Weißglut: »Sie konnten sie einfach nicht *zwingen,* ihre Meinung zu ändern.«[238] Dr. Higgs war überzeugt, im Recht zu sein und im Grunde die gleiche Behandlung zu erfahren wie die mißbrauchten Kinder: Keiner wollte glauben, was sie sagte. Aber ihr fester Charakter und ihr Glaube an die Richtigkeit ihrer Diagnose machten sie stark. Der Mut, mit dem sie sich gegen ihre Kollegen stellte, die eine moderatere Vorgehensweise von ihr forderten, war einfach bemerkenswert. Ein Kollege, der ihre Diagnose teilte, meinte, nur wenige Ärzte hätten wegen der ungeheuren Arbeit, die so ein Fall mit sich bringt, tatsächlich auch die Jugendfürsorge eingeschaltet. Dr. Higgs wurde aufgefordert zu warten, bis man bessere Möglichkeiten hätte, die Kinder zu versorgen. Aber sie ließ sich nicht darauf ein.
Die Kollegen unterstützten sie, aber es gab auch Vorbehalte: »Sie versuchte, das Richtige zu tun, aber sie wählte den falschen Weg.«[239] Von dem Kollegium, in dem sie arbeitete, erhielt sie dagegen keinerlei Unterstützung, und eine Solidargemeinschaft wie bei Wendy Savage kam nicht zustande. Vermutlich hing das zum Teil mit ihrer Persönlichkeit zusammen. Aber die Ablehnung, auf die sie traf, hatte mit Sicherheit auch etwas mit dem Problem des sexuellen Mißbrauchs zu tun, das weit über die Frage der Sexualität zwischen Erwachsenen und Kindern hinausgeht. Wendy Savage zog sich den patriarchalischen Zorn der Gynäkologen zu, Dr. Higgs aber griff die Grundlage der patriarchalischen Gesellschaft an: die Familie. Dr. Jane Wynne, eine Kinder-

ärztin aus Leeds, bringt diesen gesamtgesellschaftlichen Aspekt deutlich zur Sprache:

> Wenn man akzeptiert, daß es Kindesmißbrauch gibt, akzeptiert man zugleich auch, daß es Erwachsene geben muß, die die Kinder mißbrauchen, und das sagt eine Menge über unsere Gesellschaft aus: darüber, wer wir sind, wie wir leben und wie wir miteinander umgehen.[240]

Es ist also wenig überraschend, daß patriarchalische Kräfte wie Kirche und konservative Politiker rebellierten. Die Implikationen dieses Falles waren immens. Dr. Wyatt brachte dies bei der Untersuchung auf den Punkt: Die Situation kann sich nur bessern, wenn sich endlich der Status von Frauen und Kindern verändert. Unglücklicherweise konzentrierte sich die Untersuchung ausschließlich auf die Symptome und die Körper der Kinder, die Ursachen aber blieben völlig unbeachtet. Es wollte einfach nicht in die Köpfe, daß eine große Zahl von sexuellen Mißbräuchen notwendigerweise auch eine große Zahl von sexuellen Straftätern bedeutet. Die Situation in diesem Fall war klar: Eine mit der Macht und Autorität ihrer Position ausgestattete Frau versucht, hilflose Kinder vor Männern, Päderasten und Vergewaltigern zu schützen. Aber in einer geschickten Verkehrung der Tatsachen wurde die Anklägerin plötzlich zur Angeklagten, und der ganze Haß, die Scheinheiligkeit und Aggressivität des Patriarchats richteten sich nun gegen diese Frau.

> Die offene Feindschaft, die in Cleveland zwischen der Jugendfürsorge und der Polizei herrschte, entwickelte sich zu einem regelrechten Geschlechterkampf... Was ein wenig bedenklich stimmt, ist der extreme Mangel an Objektivität, den Mrs. Richardson erkennen ließ... Sie legte eine offene und hundertprozentige Unterstützung von Dr. Higgs an den Tag.[241]

Diese Bemerkungen stammen von Inspektor Makepeace. Er wohnte einem Treffen bei, bei dem der Polizeiarzt Dr. Alistair Irvine Dr. Higgs anschrie und beleidigte, um ihren Willen nach altehrwürdiger Polizeimanier zu brechen. Dr. Higgs aber blieb ruhig, beantwortete höflich seine Fragen und brachte ihn damit so in Rage, daß er wutentbrannt den Raum verließ. Inspektor Makepeace schreibt dazu: »Ich möchte hier auf keinen Fall den Eindruck erwecken, als hätte Dr. Irvine jegliche Kontrolle verloren.«[242] Er hatte ihr völlige Inkompetenz vorgeworfen, ihre Diagnose als wertlos bezeichnet und ihr mit rechtlichen Konsequenzen gedroht. Am nächsten Tag teilte die Polizei der Jugendfürsorge mit, daß es keinerlei Treffen mehr geben würde. Sie brach jeglichen Kontakt ab und verschlimmerte die Situation dadurch nur.

Die Einschätzung, die die Polizei von Sue Richardson und Dr. Higgs abgab, verrät das wahre Problem:

> ... sture, besessene, fanatische, neurotische, hintertriebene Hexen gegen sachliche und vernünftige Bobbys... Aber das Gegenteil traf zu: Die Frauen verhielten sich ruhig, nüchtern und rational. Und was vielleicht das schlimmste von allem war, sie *wußten* mehr als ihre Gegenspieler. Die Frauen saßen einfach gelassen da, während die aufgeblähten Herren in Rage gerieten und sie mit Drohungen überschütteten.[243]

Auch die Vorgehensweise der Sozialarbeiterinnen beim Verhör spricht Bände. Zeugen wurden über private Dinge, ihre Familien, ihre politischen Überzeugungen usw. ausgefragt. Eine Zeugin wurde gefragt, ob sie verheiratet sei, was vorher noch nie in einem Gerichtsverfahren vorgekommen war. Frauen waren also zuallererst einmal Frauen und dann erst kompetente Sachverständige. Das alles erinnert sehr lebhaft an die Hexenprozesse und Anschuldigungen, die Frauen jahrhundertelang haben erdulden müssen.

Die Untersuchungskommission würdigte das Engagement und den Einsatz, den Dr. Higgs und Frau Richardson gezeigt hatten. Dr. Higgs wurde allerdings zum Vorwurf gemacht, sich bei ihrer Diagnose ausschließlich auf physische Faktoren gestützt und keine Leitungsfunktion übernommen zu haben. Es wurde aber eingeräumt, daß die Beziehung zu ihren Mitarbeitern schwierig war und man dafür keine einzelne Person verantwortlich machen könnte. Dr. Irvine, der Polizeiarzt, erhielt eine Rüge wegen seines schlechten Verhältnisses zu den Sozialarbeitern und wegen der Verweigerung der Zusammenarbeit, die dazu geführt hatte, daß die mißbrauchten Kinder, die eigentlich im Zentrum der Untersuchungen hätten stehen sollen, von allen Parteien aus den Augen verloren wurden waren.

Dr. Higgs und Wyatt wurden von ihrer Arbeit am *Middlesborough General Hospital* suspendiert. Dr. Wyatt durfte schließlich dort weiterarbeiten, während Dr. Higgs von der *Northern-Region*-Gesundheitsbehörde weiteren disziplinarischen Maßnahmen unterworfen wurde. Man versuchte zu verhindern, daß sie jemals wieder mit Fällen von sexuellem Mißbrauch zu tun hatte. Außerdem wollte man ihr die Arbeitsmöglichkeit in Cleveland und in Newcastle nehmen und ihr einen schweren Verweis erteilen. Ihre Forderung nach einer genaueren Untersuchung ihrer angeblichen ärztlichen Verfehlungen wurde abgelehnt, und Dr. Higgs mußte den Fall vor den obersten Gerichtshof bringen. Die Disziplinarmaßnahmen aber konnte sie nicht verhindern.

Wie auch immer unsere Ansicht im einzelnen gewesen sein mag, wir alle mußten mit Dr. Higgs sympathisieren, die in unerhörter Weise Opfer einer feindseligen und verletzenden Berichterstattung wurde. Selbst die abgelegensten Lokalreporter in Australien wurden noch mobilisiert, um herauszufinden, ob da nicht vielleicht noch ein dunkler Punkt in ihrer Familiengeschichte zu finden war.

Merkwürdigerweise wurde Dr. Wyatt weniger hart angefaßt. Lag es daran, daß er für die Journalisten weniger provozierend war als eine selbstbewußte Frau, die sich nicht einschüchtern ließ? Oder lag es einfach daran, daß er keine Frau war?... Man suchte einen Bösewicht, und eine mächtige Frau eignet sich besser für diese Rolle als ein ebenso mächtiger Mann.[244]

10

SCHAMANINNEN UND ZAUBERINNEN

Die Praxis heutiger Schamaninnen und Zauberinnen erinnert an eine alte, seit Jahrtausenden bestehende Tradition, in der das Wissen in mündlicher Überlieferung durch das Erzählen von Mythen und Fabeln von der Mutter zur Tochter weitergegeben wird. Da sie seit jeher wegen ihrer Heilkünste verfolgt wurden, praktizieren diese Frauen ihre Medizin im allgemeinen im verborgenen. Es sind zumeist ältere Frauen, die in ihren Kommunen ein hohes Ansehen und eine ehrenvolle Position genießen und deswegen zugleich respektiert und gefürchtet werden.

Die Arbeit dieser in Traditionen verwurzelten Heilerinnen führt uns tief in die Geschichte der weiblichen Medizin zurück. Sie ermöglicht eine Wiederbegegnung mit unseren heilkräftigen Ahninnen und damit eine für Patientinnen und Heilerinnen äußerst befreiende und ermutigende Erfahrung.

Die alte weise Frau, die sich nicht mehr um die Kinder kümmern muß, hat Zeit und Energie, sich ihrer Arbeit in einer Weise zu widmen, wie es Frauen mit Kindern nicht möglich ist. Sie menstruiert nicht mehr und kann deshalb nicht als verunreinigende Kraft wahrgenommen werden.[245]

Vicki Noble definiert die weise Alte in ihrem Buch *Motherpeace* als Kraft, »die über unsere Träume und Visionen wacht... Die weise Alte ist die Hexe, die es versteht, die Kraft des Mondes herabzubeschwören. Sie hat Umgang mit Geistern und wirkt Zauber«.[246]

Auch Erich Neumann spricht in seinem Buch *Die Große Mutter* über die Schamanin.[247] Schamaninnen haben meist eine sehr ähnliche Lebensgeschichte. Oft sind es besonders schwächende Faktoren wie wiederholte Geburten, Krankheiten, Menstruation und Hunger, die das Schamanentum in einer Frau wecken. Viele Frauen haben ihre Gabe erst nach einer schweren Krankheit, einer geistigen Krise oder einem großen Verlust entdeckt. Solche Krisen fördern Charakter, Widerstandsfähigkeit und Willenskraft. Eine Schamanin benötigt Disziplin, Selbstkontrolle und einen eisernen Willen, um die schweren Kraftproben der magischen Einführungsriten und Rituale durchzustehen. Die Initiation kann durch Krankheit, Fasten, Verlust oder durch halluzinogene Drogen eingeleitet werden, wie etwa Opium, bestimmte Kräuter oder andere wahrnehmungsverändernde Substanzen. In jedem Heilritual bilden Trommeln, Tanzen und Singen ein wesentliches Element, und für die Initiation wurden besondere Gesänge und Anrufungen von Mutter zu Tochter weitergegeben. Der Gebrauch halluzinogener Substanzen ist ein traditionelles Mittel aus dem Repertoire der weisen Alten und das natürliche Vorrecht der Frau. Neumann bemerkt hierzu:

> Alle diese Hilfsmittel setzen nur eine natürliche Möglichkeit der weiblichen Psyche in Bewegung, durch die sie von jeher als Schamanin, Sibylle, Priesterin und weise Alte innerhalb der Menschheit gewirkt hat.[248]

Die Frau war die erste Seherin, die Meisterin der nächtlichen Gewässer, Hüterin der Jahreszeiten und Deuterin von Mond und Gestirnen. Sie ist ganz in der Gewalt des Geistes, der sie erfüllt und durch sie spricht. Die Frau ist das Zentrum magischer Gesänge und Poesie. Es ist, als ob »jede Zelle lebendig wird und zu vibrieren beginnt, als wäre man elektrisiert oder unsagbar glücklich«.[249]

An jedem Heilungsprozß sind vier Komponenten beteiligt. Zunächst benötigt man einen bestimmten Ort, an dem die Heilung stattfinden soll.[250] In der Antike war dies der Tempel, sei es der Tempel der Isis, der Hekate am Kreuzweg oder der Dianatempel in den Bergen. Es wurde ein Raum abgesteckt und darin eine Aura geschaffen, die der Heilung zuträglich war. Die Aura ist von allergrößter Wichtigkeit. Der gewählte Ort kann sehr schlicht sein, aber die Heilerin muß darin eine Aura schaffen, die eine Anziehungskraft entfaltet und den Patienten zugleich befreit und beruhigt.

Zweitens muß ein Begründungszusammenhang oder ein Mythos vorhanden sein, der das Leiden des Patienten erklärt und eine Möglichkeit zur Heilung verschafft. Drittens müssen Rituale und Praktiken existieren, die das Leiden überwinden und dazu beitragen, die Not zu lindern und das Wohlgefühl zu steigern. Und schließlich braucht man ein Vertrauensverhältnis zwischen Patient und Heilerin. Der Klient muß zuversichtlich sein, daß eine Heilung möglich ist, und an das positive Ergebnis glauben.

Die Heiltradition
der amerikanischen Indianer

> Und wenn wir in den Gesängen der Navajo erfahren, daß ein erwachsener Mann mit Bären zusammensitzt und raucht und daß er sich von Eichhörnchen den Weg weisen läßt, können wir uns nur wundern. Wir dachten, nur kleine Mädchen sprächen mit Tieren.[251]

Die Indianer Nordamerikas sind ein gutes Beispiel für ein Volk, das den Angriffen des westlichen Kulturimperialismus größtenteils widerstanden hat. Ihre Kultur blieb intakt und verleiht den Indianern ein nachhaltiges Bewußtsein ihrer eigenen Identität. Die Geschichte der Indianer reicht eben-

soweit zurück wie die westliche Frühgeschichte, aber anders als das antike Griechenland, Ägypten oder Rom hat ihre Kultur die Invasion der Weißen und ihrer Vereinnahmungstendenzen überlebt. Allerdings war der Preis dafür sehr hoch.
Als die Weißen in das Indianerland eindrangen, fanden sie eine Medizin vor, die ihrer eigenen weit voraus war.

> Der durchschnittliche Steppen- oder Waldindianer verstand mehr von der Anatomie und der Behandlung von Krankheiten und Wunden als der normale Europäer und in mancher Hinsicht sogar als der europäische Arzt... Die Ureinwohner Amerikas waren den Europäern, was das Verständnis und die Behandlung von Verletzungen betraf, weit überlegen... Unzählige Beobachter äußerten sich überrascht darüber, daß man kaum Krüppel oder Amputierte unter den Indianern fand.[252]

Den eingeborenen Amerikanern wird die Erfindung der Spritze zugeschrieben, für die sie eine Tierblase und einen ausgehöhlten Knochen als Spitze benutzten. Sie sollen auch als erste die Notwendigkeit der Drainage bei tiefen Wunden erkannt und den Weg für die Erfindung des Insulins und der Antibabypille gebahnt haben.[253] Ein tiefer Respekt für Natur und Erde kennzeichnet die Medizin der Indianer. Sie ist bestimmt von der Einsicht in die tiefe Bedeutung menschlicher Beziehungen und Gemeinschaft und von Ehrfurcht vor der Welt des Spirituellen. Ihr Heilsystem verbindet das Spirituelle mit dem Physischen, indem es sowohl Götter als auch körperlich-hygienische Maßnahmen berücksichtigt.
Das Verhältnis der Indianer zur Erde, die aller Menschen Mutter ist, verrät diese tiefe spirituelle Einstellung. Die Erde ist wie der Leib unserer Mutter. Als sie von den Weißen aufgefordert wurden, den Boden landwirtschaftlich zu bearbeiten, reagierten die Indianer entsetzt. Es wäre eine Entwei-

hung der kostbarsten aller Frauen gewesen: der Mutter, Gattin und Schwester.

> Ihr verlangt von mir, ich soll den Boden pflügen! Soll ich ein Messer nehmen und den Busen meiner Mutter aufschlitzen? Wenn ich dann sterbe, wird sie mir nicht an ihrem Busen die letzte Ruhe geben.
> Ihr verlangt von mir, nach Steinen zu graben! Soll ich unter ihrer Haut nach ihren Knochen buddeln? Wenn ich dann sterbe, wird sie mich nicht in ihrem Körper aufnehmen, damit ich wiedergeboren werde.[254]

Ein Pawnee-Priester beschreibt diese Einstellung wie folgt.

> H'Uraru, die Erde, steht in einem innigen Verhältnis zu uns Menschen. Wir nennen sie Atira, Mutter, weil sie alles gebärt. Von der Erde erhalten wir unser Essen, auf ihr legen wir uns schlafen. Wir leben und wandeln auf ihr. Wir könnten ohne sie gar nicht existieren, so wie wir ohne Hoturu, den Wind, nicht atmen oder ohne Shakuru, die Sonne, nicht wachsen könnten.[255]

Bei den Pawnees gibt es ein Ritual, das sich *Hako* nennt. Es handelt sich dabei um ein Bittgebet für Leben, Kinder, Gesundheit und Wohlstand. Das Gebet wendet sich an die universellen Kräfte, Vater Himmel und Mutter Erde. Die Boten, die zwischen diesen beiden Sphären reisen, sind die Vögel, von denen der Adler der höchste ist. Die Kornähre repräsentiert die Tochter von Himmel und Erde, Mutter Korn. *H'Uraru* stellt in diesem Kosmos die lebensspendenden und erhaltenden Kräfte dar. Das Korn wird in die Erde gepflanzt, und sie gebärt, wie eine Mutter es tut. Der Priester spricht: »Wir schicken Mutter Korn den Ruf unserer tiefen Verehrung, ihr, die das Versprechen der Kinder, von Stärke, Frieden und reichem Leben in sich trägt.«[256]

Pasowee, die Büffelfrau

Der Mythos von Pasowee, der Büffelfrau, stammt vom Volk der Kiowa, die im Wyominggebiet gelebt haben sollen, bevor sie sich in Kansas und Oklahoma niederließen. Man vermutet, daß dieser Mythos in einem engen Zusammenhang mit einer der heiligen Gesellschaften der Kiowa, den Büffelfrauen, steht. Diese Frauengesellschaft zeichnet sich besonders durch ihre rituellen Tänzen und Heilungen aus.

Pasowee wurde eines Nachts ihrer Familie geraubt und verbrachte viele Jahre mit den Fremden, die sie entführt hatten. Angetrieben von der Verzweiflung darüber, von ihren Lieben getrennt zu sein, floh sie eines Tages in die Wälder und entkam. Sie rannte und rannte und stieß am Abend erschöpft auf das Fell eines längst verstorbenen Büffels. Sie kroch unter das Fell, um sich schlafen zu legen. Die ganze Nacht hindurch träumte sie. Im Traum erschien ihr der Büffel und erzählte ihr von der Magie, derer er fähig war, von Heilkuren, die in seinem Körper zu finden seien, und davon, wie man sie anwenden muß, um die Kranken zu heilen. Er flüsterte Pasowee die Weisheit von Jahrhunderten ins Ohr.

Als Pasowee am nächsten Morgen erwachte, sah sie, wie zwei Wölfe einen Büffel töteten, genauso, wie sie es im Traum vorausgesehen hatte. Nachdem sie ihren Hunger gestillt hatte, nahm sie etwas von dem Fleisch und trocknete es. Dann setzte sie ihren Marsch fort, um ihr Volk zu suchen. Als sie schließlich im Dorf ihrer Familie ankam, zeigte sie ihrem Volk ein Stück der Büffelhaut, das sie mitgebracht hatte. Sie trocknete es über einem heißen Stein und nähte daraus eine tiefe Tasche. In die Tasche legte sie die Medizin, deren Rezepte sie im Traum erfahren hatte. Die Büffelmedizin brachte ihrem Volk Glück und Gesundheit.[257]

Annie Kahn

Ich möchte nun auf die Heilmethoden der Navajofrau Annie Kahn zu sprechen kommen. Annie bekam ihren Namen von Weißen, die ihren indianischen Namen nicht sagen wollten oder konnten. Sie hieß auch »Blume, die die Sprache der Pollen versteht«. Annie Kahn wurde bereits in die Heiltraditionen eingewiesen, als sie noch im Bauch ihrer Mutter steckte. Es wurde eine als »Segensreicher Weg« bekannte Zeremonie abgehalten, bei der ein Medizinmann über dem Leib der schwangeren Mutter Gebete spricht. Schon als Fötus wiesen ihre Eltern sie in die Geheimnisse der Medizin ein. Sie beschreibt dies folgendermaßen: »Sie redeten nur über Medizin... Alle ihre Worte, jede Bewegung, Berührung, jeder Schritt erzählte davon. Sie bereiteten das Kind vor.«[258]

Ihre Eltern stimmten sie auf die große Harmonie der Natur ein, um sie auf die Geburt vorzubereiten. Sie erzählten ihr Geschichten und Mythen von Pflanzen, Geistern und ihren Ahnen; von den vier Seelen, die jeder Mensch besitzt, und den Mysterien der Navajokultur. Als sie geboren war und langsam aufwuchs, erhielt sie Unterricht von ihren Eltern und den Großeltern. Um ihre Lehren zu veranschaulichen, benutzten sie den Kreislauf der Natur. Sie griffen besonders auf die Sinne zurück, um Annie den Dingen näherzubringen, die sie sah, fühlte, hörte, berührte und schmeckte. Als Kind lernte sie diese Lehren auswendig, denn die Gedächtnisschulung war ein wesentlicher Bestandteil ihrer Ausbildung. Das Wissen kommt zwar von außen, aber wenn man damit arbeiten will, muß es verinnerlicht werden. Zum Beispiel wurde ihr eine Blume zum Kosten gegeben, damit sie fortan eine dauerhafte Beziehung zu dieser Blume hatte. Auch die Konzentrationsfähigkeit, die Fähigkeit, sich ohne Ablenkung auf eine Sache zu konzentrieren, ist für einen Schamanen unerläßlich. Die Konzentration ist der Vorläufer der Meditation und des tiefen Gedankens. Über ihre Vorstellungen von Krankheit sagt Annie Kahn:

> Man wird krank, wenn man etwas auszugrenzen versucht. Man verliert dann sein Gleichgewicht, die Harmonie. Alles, was das Leben beeinträchtigt, macht krank. Die Interaktion zwischen Geist und Körper leidet während einer physischen Krankheit unter Störungen und mangelnder Harmonie. Der Geist muß dem Körper sagen, was er machen soll. Aber wenn der Geist zu schnell oder zu langsam ist, zeigt der Körper, daß etwas mit dem Geist nicht stimmt... Nicht akzeptieren zu wollen führt zu Krankheiten. Es verursacht Verzögerungen. So kommt es zu Spannungen, die noch größere Krankheiten mit sich bringen. Um gesund zu werden, muß man im Gleichgewicht sein. Man muß verstehen. Akzeptieren. Nur so kann man zur Genesung finden.[259]

Annie Kahn spricht auch über die für eine Heilung notwendigen Elemente. Diese sind Bewußtseinserhebung, Organisation, Ordnung, Gehorsam und Glaube, Kraft, Spiritualität, die Vorbereitung auf die Zeremonie und die Heilzeremonie selbst. Ihre Behandlung ist ganzheitlich. Der Heiler oder die Heilerin arbeitet zunächst daran, das Bewußtsein der erkrankten Person zu steigern. Annie Kahn beschreibt, wie sie dies mittels einer schönen Halskette erreicht. Schönheit erhebt den Geist und zeigt ihm Frieden und Ruhe. Wenn die Patientin diese Schönheit außerhalb ihrer eigenen Person wahrnimmt, wird sie an ihre innere Schönheit erinnert und ermutigt, sie wieder herzustellen. Die richtige Einstellung des Patienten ist von größter Wichtigkeit und für den Heilungsprozeß unerläßlich. Aber auch Gehorsam und Disziplin sind wichtige Voraussetzungen für die Genesung. Gehorsam ist eine

... Unterwerfung unter die Gesetze der Ordnung, während die Disziplin die dafür notwendige Selbstkontrolle und Kraft verleiht. Es bedarf immer einer gewissen Reife der inneren Einstellung, die dauerhaft sein muß – wie bei einer Diät. Sie ist persönlich, sanft und friedlich.[260]

Der Glaube soll für die nötige Offenheit und das Engagement sorgen. Vertrauen und Gehorsam werden gefördert, damit Ehrfurcht vor den Zyklen der Zeit und dem Rhythmus des Lebens entstehen können.
Annie Kahn bereitet sich auf jede Heilzeremonie vor. Sie steht morgens um fünf Uhr auf, um dem Himmel und der Erde zu berichten, wer die Person ist, die geheilt werden soll. Da sie nicht Quelle, sondern nur Durchgangsstation der Heilenergien ist, braucht sie nichts weiter zu tun, als sich für die Kräfte in ihrer Umgebung, für Mutter Erde und Vater Himmel, zu öffnen. Sie spricht mit ihren Ahnen, um an ihrem Wissen teilzuhaben. Sie wäscht sich ihr Haar, um sich abzukühlen und Ruhe für die Heilzeremonie zu finden. Sie versichert sich, daß sie keine Menstruationsblutung hat, da das Blut als verunreinigend gilt. Und schließlich sammelt sie die erforderlichen Pflanzen und überlegt, wie stark sie das Bewußtsein erweitern muß. Nun ist sie vorbereitet und kann den Patienten empfangen.
Die Fragen, die sie ihrem Klienten stellt, zeigen, wie weitreichend Diagnose und Behandlung sind. Sie fragt die Patientin, warum sie krank ist – eine überaus zentrale Frage. Als Heilerin habe ich selber feststellen können, daß die meisten Menschen wissen, warum sie krank sind. Man muß ihnen nur die Gelegenheit geben, darüber zu sprechen. Annie fragt auch, was die Patientin ißt, was sie macht, was sie vor sich selbst verbirgt, was sie dem Arzt verschweigt. Sie hört sich die Antworten an und auch das, was die Patientin ungesagt läßt, quasi das Verschweigen zwischen den Worten. Und aus all dem erstellt sie ihre Diagnose. Jedes Heilmittel auf die-

sem »Segensreichen Weg« ist persönlich auf die Patientin abgestimmt. Manchmal wird eine Medizinfrau engagiert, die eine spezielle Kräutermischung bereitet. Die Patientin erhält dann eine Pflanze mit auf den Weg. Diese soll sie festhalten, ansehen, schmecken und mit ihr reden, damit sie sich an die Kräuter gewöhnt.

Die Genesung aber kommt von innen. Dazu Annie Kahn: »Spiritualität bedeutet Heilung. Spiritualität bedeutet Macht. Keine Medizinfrau würde je von sich sagen, daß sie Macht besitzt, die Macht gehört dem Großen Geist. Es ist nicht ihre Macht.«[261] Und weiter: »Die Büffelfrau unterstützt das Heilritual nur. Der Büffel hat einen heiligen Namen, und der Weiße Büffel verkörpert die Kraft des Heilens... Was ist es, was eine Medizinfrau zur Medizinfrau macht? Der Weiße Büffel!«[262]

Die Medizinfrau der Navajos ruft also wie die Ägypter und Griechen der Antike Götter und Geister an, damit sie ihr bei der Heilung beistehen.

SERBISCHE ZAUBERINNEN

Die serbischen Zauberinnen gehören zu einer alten Heiltradition, die ihren Ursprung in Zentralserbien hat. Ihre Heilpraktiken haben vermutlich eine lange Geschichte und sind älter als das Christentum und sogar als die patriarchalischen Götter Roms.[263] Die Rituale dieser Frauen sind voller Mutterbilder und verweisen wohl auf die Große Mutter; auch die Beschwörungsformeln und Gesänge greifen dieses Thema auf. Die Lehren dieser uralten Tradition werden in weiblicher Linie von der Mutter an die Tochter und von der Großmutter an die Enkelin weitergegeben. Das Besondere an dieser Heiltradition ist, daß nur die älteren Frauen die Praktiken anwenden dürfen. Mädchen und junge Frauen dürfen sie zwar erlernen, aber ihre Ausübung

ist ausschließlich Frauen jenseits der Wechseljahre vorbehalten.
Die Frauen leben in einer sehr patriarchalischen Gesellschaft. Produktionsmittel und das gesamte weltliche und geistliche Leben werden von den Männern kontrolliert. Sie sind es auch, die die Rituale für alle großen Ereignisse durchführen, die täglich oder im jahreszeitlichen bzw. jährlichen Rhythmus anfallen. Allerdings halten die Zauberinnen die Rituale für die einzelnen Individuen ab. Das Leben der Frauen wird in dieser Gesellschaft streng von den Männern reglementiert – wenigstens solange sie ihre Fruchtbarkeit besitzen. Haben sie ihre Wechseljahre aber erst einmal hinter sich, wird ihnen der Status von »Ehrenmännern« zugesprochen. Das heißt, sie können sich nun nachts herumtreiben, fluchen, trinken, sich danebenbenehmen – und sie dürfen zaubern.
Frauen werden von den Männern als verunreinigende Kräfte gesehen. Ihr Menstruationsblut soll die Macht besitzen, alles, was mit ihm in Berührung kommt, zu verderben und zu verunreinigen. Deswegen werden den jungen Mädchen schon in der Pubertät mit ihrer ersten Periode die Menstruationstabus vermittelt. Sie lernen, daß sie sich während dieser Zeit von der Gemeinschaft fernhalten müssen, damit sie ihre Umgebung nicht verunreinigen. Ernte, Vieh und auch die Manneskraft können nach dieser Vorstellung von der Monatsblutung Schaden leiden. Bevor sie heilen kann, muß die Frau also rituell rein sein, das heißt, sie muß ihre Menstruation und damit ihre wilde, unbezähmbare Macht hinter sich haben. Ist sie aber erst einmal ein altes Weib, erhält sie Zugang zu Orten, die ihr vorher verboten waren. Sie bekommt nun eine Macht und einen Status zugesprochen, der den einer bloßen Mutter und Gebärerin der Nachkommenschaft weit übersteigt. Trotzdem behält sie als Frau den Charakter einer dunklen, chthonischen Macht. Sie ist es, die mit den Toten spricht und das Begräbnisritual vollzieht. Sie bändigt die bösen Geister, stößt in die Zukunft vor, sucht

und bekämpft böse Schicksale und dunkle, mysteriöse Kräfte. So wird sie also zugleich als gute Mutter und als schreckliche Zerstörerin gesehen.
Die Bezahlung für ihre Dienste erfolgt nie in bar, sondern meist durch Güter oder Dienstleistungen. Jeder weiß, wer die Zauberinnen sind, aber niemand spricht darüber. Sie üben ihre Arbeit im geheimen aus und werden mit Respekt und mit Vorsicht behandelt. Die Patienten reden nicht über ihre Behandlung, denn sie befürchten, daß der Zauber dann nicht funktioniert. Die Angst vor dem bösen Blick, der auf ihre Behandlung fallen und den Zauber beeinträchtigen könnte, ist groß. Frauen und Männer suchen die alten Zauberinnen zu gleichen Teilen auf, aber die Identität der Patienten bleibt geheim.
Eine dieser Zauberinnen ist Desanka. Einer ihrer Patienten leidet an einer Wundrose. Die rote Farbe, die von der entzündeten Haut herrührt, muß vertrieben werden. Zu diesem Zweck werden Metaphern von Tiermüttern erfunden. Diesmal ist es das rote Tier, das seine roten Jungen in der unbekannten Welt des *otud* (des »da draußen«) nährt, wo die Röte ihre Heimat hat. In der realen Welt ist diese Röte unerwünscht. Und so verwandelt sich Desanka in die Mutter des Nicht-Roten, die den roten, sprich kranken Patienten mit einem nicht-roten Zauber versieht. Wenn die Röte verschwunden ist, ist auch die Krankheit geheilt.
Eine von Desankas Lieblingsmetaphern ist die rote Henne.

> Von da draußen kommt eine rote Henne.
> Sie führt neun rote Küken.
> Sie springt auf einen roten Misthaufen.[264]

Aber sie erfindet noch weitere Bilder von roten Müttern: die rote Kuh etwa, die ein rotes Kalb gebiert, eine rote Sau mit Ferkeln oder das rote Mutterschaf mit dem roten Lamm.

Die Metaphern zeigen Mütter, die ihre Jungen säugen und ihnen so heilende, nährende und lebensspendende Kraft geben. Die Röte wird *otud,* »da draußen« also geschaffen, um der unerwünschten Röte der Krankheit eine Heimat zu geben, zu der sie dann zurückgeschickt werden kann.
Desanka singt einen Reinigungsrefrain, um die Kräfte des Chaos zu bitten, ihr Gehör zu schenken und den Patienten leicht wie eine Feder (sie hält eine Feder hoch), rein wie Silber (sie hält eine Silbermünze hoch) und sanft wie Muttermilch zu machen, wobei sie ihre Brüste mit beiden Händen umfaßt. Gleichzeitig verabreicht sie dem Patienten einfache Kräuterrezepte, die die körperlichen Symptome der Krankheit lindern sollen. Sie wäscht die entzündete Haut mit einem selbstgebrannten Pflaumenschnaps, bedeckt die Wunde mit einer Kampfersalbe und verbindet die erkrankte Partie schließlich mit einem sterilen Verband. Nach der vorgeschriebenen Zeit beginnt die Krankheit, sich zu bessern.
Magie ist nur nach dem Mittag möglich, da die untergehende Sonne Krankheit und Unordnung mit sich nimmt. So sehr die Zaubersprüche sich inhaltlich unterscheiden, ist allen doch gemein, daß sie an drei aufeinanderfolgenden Tagen wiederholt werden müssen. Dies gilt für alle Rituale. Die Zahl Drei besitzt eine magische Kraft, die vielleicht mit der Vorstellung des Weiblichen (Mutter, Jungfrau, altes Weib) zusammenhängt. Die dreifache Wiederholung der Drei hat eine noch größere Wirkung. Neun-Tage-Zauber sind äußerst mächtig. In etwas prosaischeren Worten ausgedrückt, die drei Tage, die der Zauber wirken muß, geben Patienten und der Zauberin Zeit, eine Verbindung und Vertrauen herzustellen, was den Heilungsprozeß entscheidend unterstützt.
Die Vorstellung der nährenden Mutter, die mit diesen Zauberinnen verbunden ist, erinnert an uralte matriarchalische Vergangenheiten. Die Heilkunst dieser Frauen ist fest im

Alltag der Menschen verwurzelt. Die Zauberin verrichtet ihre Arbeit in ihrem eigenen Haus, während sie gleichzeitig zu Hause und in der Gemeinschaft alle Funktionen der Matriarchin behält. Sie hat mit dem klinischen Professionalismus männlicher Medizin nichts gemein. Ihre Methoden ähneln vielmehr den einfachen Rezepten heimischer weiser Frauen. Die Menschen kommen von weit her aus den Nachbardörfern und umliegenden Feldern, weil sie »ihre beruhigende Stimme, das Selbstvertrauen, das sie ausstrahlt, und ihre sanfte Berührung« dem anonymen Warten auf einer Bank in der städtischen Klinik vorziehen.[265]

Heilerinnen in Deutschland

Achtes Jahrhundert

Im Jahre 720 erbaute die Äbtissin Ottila von Hohenburg ein Kloster und ein Hospital, das wegen seiner Behandlung von Augenkrankheiten berühmt wurde. Man glaubt, daß die Äbtissin selber blind geboren wurde und wie damals üblich von ihren Eltern ausgesetzt wurde. Sie wurde von einigen Nonnen am Straßenrand gefunden und so vor dem sicheren Tod bewahrt. Die Nonnen tauften das Findelkind, und der Legende nach sollen ihre Augen bei der Berührung durch das heilige Wasser ihr Licht wiedererhalten haben. Die Nonnen behielten das Kind und zogen es auf. Ottila wurde eine Spezialistin für Augenkrankheiten.

Walburga (754–778) war eine englische Prinzessin und widmete ihr ganzes Leben dem Studium und der Ausübung der Medizin. Sie gründete in Heidenheim zwischen München und Nürnberg ein Nonnenkloster und kümmerte sich persönlich um die Kranken, die dort Hilfe suchten. Sie wird oft mit einer Urinflasche (dem seit Galen gebräuchlichen Diagnosemittel) in der einen Hand und Verbänden in der anderen abgebildet. Sie unterrichtete ihre Nonnen und machte Ärztinnen aus ihnen. Nach ihrem Tode soll ein Öl aus ihrem Grab hervorgequollen sein, dem man erstaunliche Heilkräfte nachsagte. Walburga wurde zur Heiligen erklärt.

Die Töchter des Grafen Krokus von Böhmen, Brela (oder Krassa), Tetka und Libussa, waren alle fähige Ärztinnen. Sie wurden von Papst Pius II. lobend erwähnt, Libussa als »eine wahre Medea im Heilen« bezeichnet, »ob durch Gebet, Medizin oder Magie«.[266]

Elftes Jahrhundert

In Braunschweig lebte Hrotsvit (Roswita) von Gandersheim (935–1000), die Tochter des bayerischen Herzogs Heinrich und einer benediktinischen Nonne. Sie wurde als »illustris et clarissima virgo et monacalis« bezeichnet.[267] Hrotsvit schrieb religiöse Dramen im Stile Vergils und des Horaz und reiste durch die Lande, um medizinische Pflanzen zu sammeln und Kranke, arme und reiche gleichermaßen, zu behandeln. Sie unterrichtete Medizin in der Nonnenabtei in Gandersheim, das »eine wahre Oase für Gemeinschaftsstudien« gewesen sein soll.[268]

Hrotsvits Cousine Matilda, Äbtissin des Nonnenklosters in Quedlinburg, war ebenfalls eine berühmte Ärztin. Sie regierte das Reich während der Kindheit ihres Neffen Otto III. und versorgte ihre Tante mit Büchern und Manuskripten für ihre medizinische Arbeit.

Zwölftes Jahrhundert

Elisabeth von Schonau (1290–1165) gründete in der Nähe von Trier ein Kloster für Benediktinerinnen. Sie war im ganzen Land wegen ihrer Visionen und Prophezeiungen bekannt und zudem eine berühmte Heilerin, die sich um die Kranken und Verzweifelten kümmerte, die in ihrer Abtei Hilfe suchten.

Herrade von Landsberg war eine gute Freundin Hildegards von Bingen. Sie war Äbtissin von Hohenburg im Elsaß und baute 1187 in ihrer Abtei ein großes Krankenhaus, in dem sie als Chefärztin tätig war. Ihre ärztlichen Fähigkeiten sollen sich aus denselben Quellen gespeist haben wie die der Hildegard (Salerno und Isidor von Seville). Herrade schrieb eine der ersten Enzyklopädien über medizinische Pflanzen und ihre Anwendung, den *Hortus Delicarum* oder »Garten der Freude«. Das Buch war in lateinischer Sprache verfaßt und hatte 324 Seiten mit 636 farbigen Zeichnungen. Es beschrieb die Pflanzen und die Methoden, sie für medizinische Zwecke zuzubereiten. Leider wurde das Buch 1870 bei der Belagerung von Straßburg zerstört, aber es existiert eine Kopie dieser Schrift. Herrade starb 1195.

Dreizehntes Jahrhundert

Die Frauen in Deutschland wirkten weiter im Bereich der Medizin und der Krankenpflege. Mechthild von Magdeburg (1212–1282) war eine Adelsfrau, die im Nonnenkloster von Helfta erzogen wurde. Sie wurde zur weltzugewandten Nonne in der Tradition der Beginen und widmete ihre Leben dem Unterricht und der Krankenpflege. Sie war sich der großen Bedeutung von Hygiene und Diät bewußt: »Du sollst den Kranken sauberhalten und ihn gut ernähren, auf daß er für Gottes Dienst gekräftigt sei.«[269] In ihren Schriften schlägt sie vor, eine Salbe aus Rosenblättern zu bereiten, um damit die Wunden der Patienten zu versorgen. Wohlriechende Blumen sollten ihre Kammern aufhellen und eine kühlende Lotion ihr Fieber senken. Einige behaupten, daß Dante sie im Paradies auftreten läßt (Canto XXVIII).

In den Geschichten des 13. Jahrhunderts erfahren wir, daß Kundrie Parzivals Wunden mit Heilpflanzen kuriert und ihn mit Alraune in den Schlaf schickt. Gyburc heilt Willehalm mit blauem Diptam, Essig und Blumen. Und im Kudrun-Epos (ca. 1250) lehren »wilde Frauen« König Wate das Geheimnis der Medizin und bringen ihm bei, wie man Aphrodisiaka und menstruationsfördernde Mittel bereitet.

VIERZEHNTES JAHRHUNDERT

Deutsche Frauen besaßen häufig die Freiheit, auch ohne Lizenz einer ärztlichen Tätigkeit nachzugehen. Ulricha de Foschua, eine berühmte Augenärztin, lebte 1351 in der Nähe von München. Wir wissen von ihr, weil ein dankbarer Patient ihr in seinem Testament ein Steinhaus und einen Garten hinterlassen hat.

1394 gab es fünfzehn Frauen, die die Lizenz besaßen, in Frankfurt am Main zu praktizieren. Drei dieser Frauen waren Augenärztinnen, eine von ihnen, Margarete von Neapel, wurde zur Leibärztin von König Ladislaus. Die Tochter von Hans der Wolf war eine bekannte Ärztin der Zeit und wurde von ihrem Vater ausgebildet. Sie erhielt für die Behandlung von kriegsverletzten Soldaten mehrere Medaillen.

In Würzburg gab es zu einem Zeitpunkt fünf Hebammen, die von der Kommune angestellt worden waren, die Armen der Stadt kostenlos zu behandeln und im Kindbett zu versorgen. Die Gebühren, die die reichen Patienten zahlten, waren gesetzlich festgelegt, und Hebammen mußten sich erst die Erlaubnis des Bürgermeisters einholen, wenn sie den Distrikt verlassen wollten.

Fünfzehntes Jahrhundert

Aufzeichnungen der Stadt Frankfurt am Main berichten von fünfzehn jüdischen Frauen, die in unterschiedlichen Bereichen ärztlich tätig waren und Steuern zahlten. 1428 kam eine Frau namens Zerline mit zwei Stadträten in Konflikt. Sie war Augenärztin und hatte, wie es scheint, keine Steuern gezahlt. Ihr wurde befohlen, den Rückstand zu bezahlen und entweder das Ghetto nachts nicht mehr zu verlassen oder ganz aus der Stadt zu verschwinden. Eine andere jüdische Ärztin wurde 1494 von der Stadt für eine gute Tat belohnt und brauchte keine Steuern mehr zu bezahlen. In Würzburg zahlte die Jüdin Sarah zehn Gulden pro Jahr, um den ärztlichen Beruf ausüben zu können. Die Stadt senkte diesen Betrag auf zwei Gulden, nachdem sie in der Stadt ein Haus gekauft hatte. In Passau wurde allen Juden, Männern wie Frauen, 1497 die Ausübung der ärztlichen und chirurgischen Tätigkeit verboten. 1474 wurde während einer Pest Jakoba von Passau wegen ihrer Versorgung der Opfer als »la medica madonna« gepriesen.

Sechzehntes Jahrhundert

Anna Elisabeth Horenburgin war die offizielle Geburtshelferin von Braunschweig und eine sehr gefragte Frau. Eine andere berühmte Hebamme der Zeit war die Italienerin Fulvia Morata Ferrara. Sie war an italienischen Universitäten ausgebildet und dann nach Deutschland geschickt worden, um den adeligen Frauen bei Hofe bei der Geburt beizustehen. Sie starb früh im Alter von knapp neunundzwanzig Jahren, war aber trotzdem so berühmt geworden, daß eine Hebammenschule in Bonn nach ihr benannt wurde. Anna Sophia, eine dänische Prinzessin, die 1543 August I. von Sachsen heiratete, leitete einen großen Garten, in dem sie

Heilkräuter kultivierte. Dieser Garten versorgte eine Apotheke, die über 300 Jahre lang existierte. Die württembergische Herzogin Antonia (gest. 1579) war eine berühmte Botanikerin und Naturheilkundlerin.

Siebzehntes Jahrhundert

Eleonora, Herzogin von Troppau und Jägerndorf, verfaßte einige Bücher über Medizin und Diät mit dem Titel »Sechs Bücher auserlesener Arzneien und Kunststücke fast für alle des menschlichen Leibes Gebrechen und Krankheiten«. Dieses Werk wurde 1600 zuerst in Folioformat veröffentlicht und erlebte fünf Neuauflagen. Ein Rezept für eine Hustensalbe, das sie beschreibt, beinhaltet sechs Pfund Butter und das kleingeschnittene Fleisch einer Henne, das mit mehreren Kohlsorten untermengt wird. Sie empfiehlt, jeden Morgen und Abend eine nußgroße Menge gegen den Husten zu nehmen. Gegen vaginalen Ausfluß rät sie, einen Tampon einzuführen, der mit Lilienöl, Bier und Kapaun getränkt wurde. Bei ausbleibender Menstruation sollte die Frau möglichst viel Zeit an der frischen Luft verbringen, reichhaltige Nahrung zu sich nehmen und acht Tage lang täglich einen Aderlaß am rechten Fuß und am Ellenbogen des linken Armes vornehmen lassen, wobei jeweils eine Tasse Blut entnommen werden sollte. Gleichzeitig solle sie mit Granatapfelsaft vermischten heißen Wein trinken. Zur Vermeidung einer Fehlgeburt empfiehlt sie, einen Lapislazuli um den Hals und einen Edelstein zwischen den Brüsten zu tragen. Dazu solle ein Tee getrunken werden, der aus zermahlenen Korallen, Perlen, Smaragden und Amethyst besteht, die in Rosenblättern, Koriander, Fenchel und anderen Kräutern gekocht wurden. Sie schreibt: »Wenn die Nachgeburt sich verzögert, soll ein frisch getöteter Hase aufgeschnitten und um den Unterleib der Patientin gebunden werden... Bald wird sie mit Gottes Hilfe hervorkommen.«[270] Schwalbennestsuppe empfahl sie, um die Wehen zu beschleunigen.

Justina Siegmund (geborene Dietrich) wurde 1645 in Schlesien geboren. Nach einer schlimmen Erfahrung, als sie irrtümlich glaubte, schwanger zu sein, beschloß Justina, die weibliche Anatomie zu studieren. 1672 stieß sie auf das Buch von De Graaf über Schwangerschaft und arbeitete es durch. Sie wirkte zwölf Jahre lang bei den armen Frauen in ihrer Gegend als Laienhebamme und unterrichtete andere Hebammen in dieser Kunst. Später wurde sie zu einer Art Beraterin und in Liegnitz zur »Stadt-Wehmutter« ernannt. Schließlich ernannte man sie zur Hebamme der preußischen Herrscherfamilie, und sie ging 1688 in dieser Eigenschaft nach Berlin, um der Frau Friedrichs I. beizustehen. Dort veröffentlichte sie 1689 ihr Textbuch für Hebammen, das in Form eines Dialoges zwischen ihr und einer Schülerin namens Christina verfaßt ist. Sie machte viele Aufzeichnungen von ihren Entbindungen und hielt die Lage der Kinder in Zeichnungen fest – Material, das sie in ihren Büchern verwendete. Sie war der Überzeugung, daß man der Natur ihren Willen lassen müsse, und übte keinen Einfluß auf die Wehen aus. Sie erörterte, wie man die Lage der Kinder verändern könne, ohne die Mutter zu verletzen. Ihr Buch erlebte sechs weitere Auflagen. Sie widmete es Prinzessin Sophie Charlotte von Brandenburg. Es hat 259 Seiten und beinhaltet fünfzig Illustrationen der verschiedenen Positionen des Fötus. Es behandelt Hygienevorschriften im Geburtszimmer, geeignete Geburtsstühle und Details der weiblichen Anatomie.

Achtzehntes Jahrhundert

Marie Elisabeth Sauer war die Urgroßmutter von Marie Zakrzewska. Ihr Vater arbeitete als Arzt in der Armee Friedrichs des Großen und bildete seine Tochter zur Assistentin aus. Als junge Frau operierte sie einen gewissen Hauptmann Urban, der eine Brustverletzung erlitten hatte. Die beiden verliebten sich und heirateten. Eines ihrer neun Kinder wurde Tierärztin, und deren Tochter, Maries Mutter, eine der leitenden Hebammen in der Entbindungsanstalt in Berlin, in der Marie 1851 selbst Abteilungsleiterin wurde.

Regina und Charlotte von Siebold waren berühmte Hebammen in England. Sie erhielten beide den Titel eines Doktors der Geburtshilfe der Universität von Gießen. Die Mutter, Regina, war die Frau eines berühmten Arztes am Hofe von Darmstadt, der sie in der Medizin unterrichtete. Ihr Diplom als »Sage-femme« erhielt sie von der Schule in Würzburg. Ihre Tochter Charlotte wurde 1761 geboren, studierte bei ihrer Mutter und erhielt 1817 den Abschluß in Gießen, wo sie anschließend Geburtshilfe unterrichtete. 1819 wurde sie nach London berufen, um der Herzogin von Kent bei der Geburt ihrer Tochter, der späteren Königin Viktoria, beizustehen.

Dorothea Erxleben[271] wurde 1715 in Quedlinburg, einer kleinen Stadt in der Nähe von Berlin, als Tochter eines Arztes geboren. In ihrer Jugend machte sie die Entdeckung, daß sie während ihrer täglichen Hausarbeit problemlos Bücher lesen konnte, und widmete sich daraufhin ihren Studien. Ihr Vater sah es als Verschwendung von Talent an, Frauen nicht zu unterrichten, und erlaubte Dorothea, beim Lehrer ihres Bruders mitzulernen. Mit sechzehn Jahren begann sie zusammen mit ihrem Bruder, der sich auf das Eingangsexamen für die Universität vorbereitete, bei ihrem Vater Medizin zu studieren. Ihr Bruder schrieb sich 1740 an der Universität Halle ein, und Dorothea richtete eine Bittschrift an Friedrich II., um die Erlaubnis zu erhalten, zusammen mit ihrem Bruder an der Universität zu studieren. Am 14. April

1741 wurde ihre Bitte erfüllt, und sie durfte an der Seite ihres Bruders die Universität besuchen. Es kam deswegen zu einem Aufschrei der Empörung. Johann Rhetius verfaßte ein Pamphlet, in dem er darauf hinwies, daß Frauen die Ausübung der Medizin gesetzlich verboten sei, weswegen sie auch keinerlei Verwendung für einen Universitätsabschluß hätten. Dorothea antwortet 1742 mit ihrem Buch »Gruendliche Untersuchung der Ursachen, die das weibliche Geschlecht vom Studiren abhalten«. Ihr Vater hatte sie zu diesem Buch ermutigt und schrieb eine lange Einleitung, in der er sich für das Recht der Frauen auf eine Ausbildung stark machte. Viele Argumente Dorotheas basierten auf der Bibel, dennoch fürchtete sie sich vor Gegenangriffen: »Einige werden den Eindruck haben, ich forderte sie zu einem Krieg heraus oder versuchte wenigstens, sie ihrer Privilegien zu berauben... selbst viele meiner Geschlechtsgenossinnen werden das Gefühl haben, ich stellte mich über sie.«[272] Sie beschreibt in ihrem Buch die mißliche Lage der Frauen, die keinen Zugang zu Büchern oder zu irgendeiner Art von formaler Ausbildung besaßen. Es galt als unziemlich, wenn Mädchen in der Schule zusammen mit Jungen unterrichtet wurden. Damals gab es in Deutschland weder Höhere Schulen noch Universitäten für Mädchen, obwohl sich viele Leute dafür stark machten. Dorothea schlug vor, Frauen zusammen mit Männern an den Universitäten studieren zu lassen und zu diesem Zweck einen Teil der Lehrsäle für sie zu reservieren.

1740 erhielt Dorothea die Erlaubnis, ihr Abschlußexamen zu machen, aber unglücklicherweise brach zu dieser Zeit ein Krieg aus, und ihr Bruder mußte zur Armee. Dorothea wollte ohne ihn nicht zur Universität gehen und heiratete schließlich einen Diakon. Sechs Jahre später starb ihr Vater und hinterließ der Familie einen großen Schuldenberg. Als dann auch noch ihr Mann erkrankte, beschloß Dorothea, ohne Abschluß als Ärztin zu praktizieren.

Nach dem Tod eines ihrer Patienten forderten drei Ärzte in

Quedlinburg, daß der Quacksalberei endlich ein Ende gemacht werden müsse. Sie behaupteten, mittlerweile gebe es so viele Quacksalber, daß qualifizierte Ärzte Schwierigkeiten hätten, ihren Lebensunterhalt zu sichern. Sie sprachen Wundärzte, Hebammen, Bader, Barbiere und auch Dorothea an, die, wie sie sagten, mit unverschämter Unverfrorenheit als Ärztin wirke, öffentlich Patienten besuche und sich von ihnen »Frau Doktorin« nennen ließ. Die Doktoren erklärten, ihre Ehre sei dadurch gekränkt und ihr Monopol gefährdet. Es sei schließlich ein Gesetz erlassen worden, das die ärztliche Behandlung ausschließlich lizenzierten Ärzten vorbehalte, und wer dagegen verstoße, sei mit einer Strafe von zehn Reichstalern zu belegen.

Dorothea erhielt von der Anklage eine Kopie des Briefes, den die Ärzte verfaßt hatten, und mußte innerhalb von acht Tagen Stellung zu den Vorwürfen nehmen. Sie erwiderte mit einer sechzehnseitigen Aussage, in der sie sich von allen Scharlatanen distanzierte, die ohne jegliches medizinisches Wissen praktizierten. Sie selber sei allerdings von ihrem Vater in der Medizin ausgebildet worden, habe an der Universität studiert und ihre Doktorarbeit nunmehr abgeschlossen. Ihre Angreifer, so sagte sie, seien in der Tat dreist, ihre Methoden als Quacksalberei zu bezeichnen. Solle doch der Arzt, der noch nie einen Patienten verloren habe, den ersten Stein werfen.[273] Sie leugnete nicht, oft Patienten besucht zu haben, und hatte dies auch nie zu verbergen versucht. Auch daß sie Geld für ihre Hilfe nahm, gab sie offen zu, auch wenn sie betonte, daß sie »mit Gottes Hilfe viele Menschen heilte, die mir nichts gaben als ihre besten Wünsche. Hätten meine Herren Gegner es vorgezogen, wenn ich den Armen die Hilfe verweigert hätte?«[274] Am Schluß bietet sie an, das Doktorexamen nachzumachen, allerdings unter der Voraussetzung, daß die Gegner es ebenfalls machen würden. Natürlich lehnten diese es ab und erwiderten statt dessen: »Die werte Dame hält sich selbst für eine Ärztin, nur weil sie einige Brocken Latein und Französisch beherrscht. Darin zeigt sich ihre weibliche Denkungsart.«[275] Sie riefen nach dem Staat, der sie wegen Amtsmißbrauch vor Gericht stellen sollte, und warfen ihr vor, eine Hexe zu sein, da sie Patienten behandelt haben sollte, die sie in Wahrheit noch nie gesehen hatte. Zudem fragten sie, wie eine schwangere Frau überhaupt ärztlich tätig sein könne, da doch ihre Biologie dies ausschließe?

Dorothea erhielt im März 1753 die Anordnung, innerhalb von drei Monaten in Halle ihr Examen nachzumachen oder die Ausübung des Medizinerberufes einzustellen. Aber Dorothea war im letzten Monat schwanger und konnte dieser Aufforderung nicht nachkommen. Im Januar des nächsten Jahres bat sie den König um die Erlaubnis, das Examen abzulegen, und durfte sich bei der Universität bewerben. Der Rektor der medizinischen Fakultät, Junker, mußte nun entscheiden, ob die Statuten der Universität den Frauen das Recht auf ein Studium einräumten. Er befand, daß ungeachtet des maskulinen Pronomens, das sich in dem diesen Punkt regelnden Erlaß fand, das römische Recht Männer und Frauen gleichermaßen einschlösse. Junker kam zu dem Ergebnis, daß das Geschlecht für die Erlangung von Universitätsabschlüssen ohne Bedeutung und es also eine Ungerechtigkeit sei, Frauen nur aufgrund ihres Geschlechts auszuschließen.

Der zweite Punkt, der strittig war, betraf den rechtlichen Status der Medizin. War die Medizin ein Beruf und damit der Ausübung eines öffentlichen Amtes vergleichbar? Das römische Recht schloß Frauen von der Ausübung öffentlicher Ämter, sowohl im privaten als auch im staatlichen Bereich, aus. Natürlich vertraten Dorotheas Gegner die Ansicht, daß es sich um ein öffentliches Amt handele und Dorothea deswegen ausgeschlossen werden müsse. Junker kam zu einem anderen Ergebnis. Medizin war im strengen Sinne keine öffentliche Dienstleistung, und deswegen müßten Frauen jederzeit an den Universitäten Medizin studieren können.

Dorothea reichte ihre Dissertation »Academische Abhandlung von der gar zu angenehmen, aber deswegen öfters unsichern Heilung der Krankheiten« ein, in der sie die These vertrat, daß Ärzte sich oft gerne auch da einmischen würden, wo man besser der Natur freien Lauf lassen solle, zum Beispiel im Falle unregelmäßiger Menstruation. Sie diskutiert auch die für diesen Fall vorgesehene Medizin: Abführmittel, menstruationsfördernde Mittel und Opium. Die Nachfrage nach ihrer Dissertation war so groß, daß sie diese aus dem Lateinischen ins Deutsche übersetzte, damit die ansässigen Frauen sie lesen konnten.

Ihr Doktorexamen fand am 6. Mai 1754 statt. Junker notierte, daß sie alle theoretischen und praktischen Fragen mit einer Präzision beantwortete, die jedermann zufriedenstellte. Am 12. Juni 1754 erhielt sie als erste deutsche Frau den medizinischen Doktortitel und damit das Recht, den ärztlichen Beruf auszuüben.

Es gab eine öffentliche Feier, und Dorothea, die während der ganzen vorangehenden Tortur ohne Gefühlsregung geblieben war, brach jetzt weinend zusammen: »Meine Kräfte«, so sagte sie, »sind begrenzt, und ich beherrsche die Kunst der wohlgedrechselten Worte nicht ... Ich fühle meine ganzen Schwächen, nicht nur die, die jeden befallen, sondern insbesondere auch die, die für das schwächere Geschlecht typisch sind.«[276] Dorothea arbeitete bis zu ihrem Tode 1762 als Ärztin.

Aber Dorotheas Erfolg war eine einmalige Sache, die sich dem Einsatz ihres Vaters, des Königs und eines aufgeklärten Akademikers verdankte. Die nächste Frau sollte erst im Jahre 1901 an der medizinischen Fakultät der Universität Halle den Abschluß machen, fast 150 Jahre später.

Schluss

Dieses Buch hat einen langen Entwicklungsstrang verfolgt, von fernen vorpatriarchalischen Vergangenheiten bis zum heutigen Tag, und von einer Welt, in der es selbstverständlich war, daß Frauen als Heilerinnen wirkten, bis zu einer Zeit, in der die Frauen darum kämpfen müssen, der sanften, ganzheitlichen Medizin auch nur eine schwache Stimme neben der aggressiven, mechanistischen Medizintechnologie zu verschaffen.

Immer mehr Menschen sind unzufrieden mit der orthodoxen Medizin, und diejenigen, die auf diesem Gebiet tätig sind, müssen nunmehr ihre Prioritäten neu überdenken. Der Paradigmenwechsel von der Kunst zur Wissenschaft, der sich in der Renaissance ereignete, hat der langen Tradition der Heilerinnen einen schweren Schlag versetzt, von dem sie sich immer noch nicht erholt hat. In der orthodoxen wie in der alternativen Medizin herrschen patriarchalische Werte vor. Frauen werden nur so lange geduldet, wie sie den Status quo nicht angreifen.

Die Strafe, die auf die Herausforderung der medizinischen Orthodoxie steht, ist hoch, wie Wendy Savage, Marietta Higgs und zahllose andere Frauen in der Medizin erfahren mußten. Wie schon im 14. Jahrhundert bei Jacoba Felice oder im antiken Griechenland bei Agnodike bestand das Verbrechen all dieser Frauen nicht in Inkompetenz, Mißbrauch oder Gefährdung der Patienten. Es waren ausnahmslos fähige und innovative Ärztinnen, für die das Wohl des Patienten an erster Stelle stand. Als Heilerinnen hätten sie belobigt statt diszipliniert werden müssen, aber man sah in ihnen eine Bedrohung des männlichen Monopols innerhalb der Medizin und folgerichtig auch eine Gefahr für die Stabilität der patriarchalischen Ordnung. Und so wurde das volle Gewicht dieser mächtigen Institutionen gegen sie eingesetzt, um sie zum Schweigen zu bringen.

Hunderte von Jahren sind seit den flammenden Zeiten vergangen, in denen Millionen unserer Vorschwestern dem Holocaust zum Opfer fielen. Es sieht so aus, als hätte es Fortschritte gegeben – wir werden nicht länger lebendig verbrannt oder gefoltert. Aber die Narben bleiben. Welche Frau kann über die Grausamkeiten der Inquisitoren lesen und nicht den Schmerz des Wiedererkennens empfinden, das schwere Gewicht, das unsere Vorschwestern trugen und das nun an uns weitergegeben wird. Welche Frau verspürt nicht diese innere Wut über die Ungerechtigkeiten, die Scheinheiligkeit und die sinnlose Brutalität, die zu unserem Erbe gehören. Wir müssen uns endlich vornehmen, all dem ein Ende zu machen.

Welches Vermächtnis hat der jahrhundertelange Holocaust den Heilerinnen hinterlassen? Ich behaupte, daß alle europäischen Frauen tief in ihrem Unterbewußtsein eine Erinnerung an diese Erfahrungen tragen. Wir haben eine maßlose und übertriebene Angst vor der öffentlichen Erniedrigung, die von der Erinnerung an die öffentlichen Entblößungen, Vergewaltigungen, Folterungen, Verbrennungen und Ertränkungen herrührt. Wir haben den schmerzlichen Preis kennengelernt, den wir zahlen müssen, wenn wir den vorgeschriebenen Weg verlassen und allzu kritisch oder fordernd werden. Wir wissen, daß wir durch unsere Angriffe auf das Establishment, sei es nun das des Staates, der Kirche, des Gesetzes oder der Medizin, unsere geistige Gesundheit und vielleicht sogar unser Leben riskieren. Gefängnisse, psychiatrische Kliniken, Armut und Beruhigungsmittel sind die modernen Waffen, mit denen man gegen den freien Geist der Frauen ankämpft. Die Grenzen mögen sich etwas verschoben haben, aber die Botschaft bleibt doch die gleiche: Wer zuviel Wind macht, dem bläst ein steifer Wind entgegen. Man wird der Lächerlichkeit preisgegeben, unter Druck gesetzt und schließlich durch Gesetze oder Pharmazeutika gefügig gemacht.

Als Heilerinnen kennen wir auch das. Solange wir innerhalb der patriarchalischen Strukturen arbeiten, ob nun orthodoxer oder alternativer Prägung, und solange wir die Bedingungen so akzeptieren, wie sie sind, werden wir toleriert. Wenn wir aber zu weit gehen und wirkliche Veränderungen fordern, gehen die Schranken für uns sofort herunter. Wir werden an den Rand gedrängt, durch Spott oder Verachtung zum Schweigen gebracht; uns werden Gelder und Ressourcen gestrichen, und wir werden bedroht. Alle Frauen kennen das. Als Ärztinnen und Heilerinnen müssen wir uns mit unserem Gewissen innerhalb der Marktbedingungen arrangieren. Wir müssen lernen, uns in dem Minenfeld der Medizin zu bewegen. Wir müssen lernen, wie wir unsere Integrität als Feministinnen bewahren und für uns und unsere Patienten das Beste erreichen können; wie wir uns und andere weiterbringen können. Wir müssen lernen, einerseits die künstlichen Schranken zwischen Heilerinnen und Patienten niederzureißen und andererseits die Barrieren aufrechtzuerhalten, die für unseren Selbstschutz notwendig sind. Kurz, wir müssen lernen, die Balance zwischen materiellem Gewinn und geistigem und emotionalem Ertrag zu halten. Der Genozid der früheren Epochen ist ein Erbe, das uns die Notwendigkeit behutsamen und umsichtigen Vorgehens gelehrt hat. Wir wissen, daß es noch viel Frauenfeindlichkeit und Abneigung gegen Homosexuelle in der Welt gibt. Wir müssen leise, vorsichtig und im Verborgenen agieren – zugleich aber müssen wir unmißverständlich, furchtlos und kompromißlos sein. Es gibt in unserer gemeinsamen

Geschichte noch vieles aufzuarbeiten und viele Wunden zu heilen. Es wird ein langer und schmerzlicher Prozeß werden. Unser Werk als Heilerinnen kann als eine Art revolutionärer Akt begriffen werden. Es gibt uns, trotz all derer, die uns verbieten wollen, wir folgen unserem Instinkt, das Leben zu pflegen und zu erhalten.
Wir haben überlebt, und wir werden immer mehr. In allen Bereichen der Heilkunst entfalten Frauen heute ihre Fähigkeiten und übersetzen ihre männlich orientierte Ausbildung in die Sprache ihrer weiblichen Erfahrung. Wir wissen, daß viel Blut vergossen wurde, aber wir sind trotzdem entschlossen, die glatte Sterilität des Intellektualismus zu transzendieren und die Kunst des Heilens mit der Wissenschaft der Medizin zu verbinden.

ANMERKUNGEN

1 Kate Campbell Hurd-Mead, *A History of Women in Medicine,* 1938, S. 160.
2 Cyril P. Bryan (Übers.), *The Papyrus Ebers,* 1929, S. 42 f.
3 Dan McKenzie, *The Infancy of Medicine,* 1925, S. 25.
4 Vgl. zum Beispiel F. L. Griffith, *The Petrie Papyri,* 1898, S. 5–11.
5 Chauncey D. Leake, *The Old Egyptian Medical Papyri,* 1952, S. 8.
6 Vgl. Kate Campbell Hurd-Mead, a. a. O., Photo gegenüber S. 20.
7 H. J. Mozans, *Women in Society,* 1913, S. 267.
8 Vgl. Kate Campbell Hurd-Mead, a. a. O., S. 37.
9 Merlin Stone, *Ancient Mirrors of Womanhood,* 1979, S. 203.
10 Kate Campbell Hurd-Mead, a. a. O., S. 45.
11 Ebd., S. 40.
12 H. J. Mozans, a. a. O., S. 270.
13 Ebd., S. 271 f.
14 Kate Campbell Hurd-Mead, a. a. O., S. 54.
15 Ebd., S. 56.
16 Ebd., S. 60.
17 H. J. Mozans, a. a. O., S. 274.
18 Kate Campbell Hurd-Mead, a. a. O., S. 79.
19 H. J. Mozans, a. a. O., S. 273.
20 Vgl. hierzu Kapitel 3 in Barbara Walker, *The Woman's Encyclopedia of Myths and Secrets* (dt. *Das geheime Wissen der Frau. Ein Lexikon.* München 1995).

21 Cyril P. Bryan, a. a. O., S. 8.
22 Weitere Informationen über die gnostischen Evangelien finden sich bei Elaine Pagels, *The Gnostic Gospels,* 1979 (dt. *Versuchung durch Erkenntnis,* Frankfurt a. M. 1981).
23 Barbara Walker, a. a. O., S. 208.
24 Ebd., S. 209.
25 Aus Martial Buch I (übers. v. F. W. Nicholson), zitiert nach Kate Campbell Hurd-Mead, a. a. O.
26 Barbara Walker, a. a. O., S. 211.
27 Muriel Joy Hughes, *Women Healers in Medieval Life and Literature,* 1943, S. 7.
28 Vgl. Marion Bradley, *Die Nebel von Avalon,* Frankfurt a. M. 1991.
29 Vgl. hierzu zum Beispiel Muriel Joy Hughes, a. a. O., S. 5.
30 Eleanour Sinclair Rhode, *The Old English Herbals,* 1922.
31 Ebd., S. 15.
32 Ebd., S. 18.
33 Margaret Alic, *Hypathia's Heritage,* 1986, S. 51 (dt. *Hypathias Töchter,* Zürich 1987).
34 John F. Benton, »Trotula«, in *Bulletin of the History of Medicine,* Bd. 59, 1985, S. 50.
35 Ebd. Die Geschichte stammt von Albertus Magnus (1193–1280), einem Philosophen und Alchimisten, der *De Secretis Mulierum* schrieb. Vgl. hierzu Lynn Thorndike, *A History of Magic and Experimental Science,* Bd. 2, 1923, S. 739–45.
36 Margaret Alic, a. a. O., S. 55.
37 Edward F. Tuttle, »The Trotula and Old Dame Trot: A note on the lady of Salerno«, in *Bulletin of the History of Medicine,* Bd. 50, 1976, S. 62 f.
38 Zitiert in Kate Campbell Hurd-Mead, »Trotula«, in *Isis,* Bd. 14, 1930, S. 349.
39 Ebd., S. 353 f.
40 Vgl. Edward F. Tuttle, a. a. O., S. 69.
41 Aus *Placides et Timeo ou Li Secres as Philosophes,* Textes Littéraires Français, Geneva Librairie Droz, 1980, S. 133 f., zitiert nach John F. Benton, a. a. O., S. 51.
42 John F. Benton, a. a. O., s. 48 f.

43 Vgl. Charles und Dorothea Singer »Essays in the history of medicine Presented to Karl Sudhoff«, an article on the origin of the medical school of Salerno, Oxford University Press, Oxford 1924, S. 129.
44 Kate Campbell Hurd-Mead, a. a. O., S. 364.
45 Die Übersetzung orientiert sich an Elizabeth Mason-Hohl, *The Diseases of Women by Trotula of Salerno: a translation of Passionibus Mulierum Curandorum*, 1940. Die angegebenen Seitenzahlen beziehen sich auf dieses Buch.
46 Vgl. Elizabeth Mason-Hohl, a. a. O., S. 19.
47 Ebd., S. 19.
48 Ebd., S. 29 f.
49 Ebd., S. 16.
50 Ebd., S. 18.
51 Ebd., S. 18
52 Eine Erklärung der vier Temperamente Galens und ihrer Wirkung auf den Körper findet sich u. a. in meinem Buch *A Woman's Book of Herbs,* 1992, S. 3–6.
53 Elizabeth Mason-Hohl, a. a. O., S. 1 f.
54 Ebd., S. 2.
55 Ebd., S. 19 f.
56 Ebd., S. 21.
57 Ebd., S. 23.
58 Ebd., S. 21
59 Ebd., S. 23.
60 Ebd., S. 24 f.
61 Ebd., S. 26.
62 Ebd., S. 28.
63 Ebd., S. 39.
64 Ebd., S. 41.
65 Entnommen aus Salvatore De Renzi, *Collectio Salernitana*, Bd. 5, 1852–59, S. 300–304, zitiert nach Kate Campbell Hurd-Mead, *A History of Women in Medicine*, S. 143.
66 E. Petroff, *Medieval Women's Visionary Literature*, 1986, S. 6.
67 Lynn Thorndike, *A History of Magic and Experimental Science*, Bd. 2, 1923, S. 126.

68 Ebd, S. 128.
69 Vgl. Wighard Strehlow und Gottfried Hertzka, *Hildegard of Bingen's Medicine,* 1988, S. XX. (Übersetzung von Karl Kaiser, 1903).
70 Ebd., S. IXX.
71 Ebd., S. XX. Auch in Hildegard von Bingen, *Heilkunde,* Salzburg 1959, S. 112.
72 Hildegard von Bingen, a. a. O., S. 144 f.
73 Zitiert nach Barbara Newman, *Sisters of Wisdom: St Hildegard's Theology of the Feminine,* 1987, S. 118 (dt. *Schwestern der Weisheit,* Freiburg 1995).
74 Hildegard von Bingen, a. a. O., S. 177 f.
75 Barbara Newman, a. a. O., S. 130.
76 Ebd., S. 135.
77 Ebd., S. 141.
78 Peter Dronke, *Women Writers of the Middle Ages,* 1984, S. 178 und 141 f.
79 Lynn Thorndike, a. a. O., S. 150.
80 Ebd., S. 151.
81 Zitiert nach Peter Dronke, a. a. O., S. 178.
82 Barbara Newman, a. a. O., S. 145.
83 Ebd., S. 148.
84 Fiona Bowie und Oliver Davies, zitiert nach Peter Dronke, *Hildegard of Bingen: An Anthology,* 1990, S. 32.
85 Hildegard von Bingen, *Subtilitates* (dt. *Naturkunde),* Salzburg, 1959, S. 48.
86 Hildegard von Bingen, *Naturkunde,* S. 72.
87 Ebd., S. 98.
88 Lynn Thorndike, a. a. O., S. 140.
89 Hildegard von Bingen, *Heilkunde,* a. a. O., S. 50.
90 Lynn Thorndike, a. a. O. S. 154.
91 *Liber Vitae Meritorum.* Buch 2 (Hildegard's medicine) Vgl. Wighard Strehlow und Gottfried Hertzka, a. a. O., S. 133.
92 Jeanne Achterburg, *Woman as Healer,* 1990, S. 77 (*dt. Die Frau als Heilerin.* Bern, München, Wien 1990).
93 Ebd.

94 Kate Campbell Hurd-Mead, »Concerning certain medical women of the Late Middle Ages«, *Medical Life*, Bd. XLII, Januar – Dezember 1935, Seite 114.

95 Anna Comnena, *The Alexiad*, Buch 2, Abschnitt 4, zitiert nach Muriel Hughes, *Women Healers in Medieval Life and Literature*, 1943, S. 37 f.

96 Magret Alic, *Hypatia's Heritage*, a. a. O., S. 47 f.

97 Ebd., S. 48.

98 Kate Campbell Hurd-Mead, a. a. O., S. 115.

99 Charter of the University of Paris, II (Verfassung der Universität von Paris), S. 257 f., zitiert nach Hillary Bourdillon, *Women as Healers*, 1988, S. 15.

100 Charter of the University of Paris, II, S. 263 ff., (Verfassung der Universität von Paris) zitiert nach Pearl Kibre, »The faculty of medicine at Paris«, in *Bulletin of the History of Medicine*, Band XXVII, 1953.

101 Charter of the University of Paris, II, S. 257 f., (Verfassung der Universität von Paris) zitiert nach Hillary Bourdillon, a. a. O., S. 15.

102 Muriel Hughes, a. a. O., S. 42.

103 Mathilda Gage, *Women, Church and State*, 1980, S. 105.

104 Ebd., zitiert nach Mitchelet, *La Sorcière*, Anmerkung 36 zu Kapitel 5, S. 272.

105 Ebd., S. 102.

106 Ebd., S. 105.

107 Vgl. Penelope Shuttle und Peter Redgrove, *The Wise Wound*, Penguin, 1978 (dt. *Die weise Wunde Menstruation*, Frankfurt a. M. 1987).

108 Susan Griffin, *Woman and Nature*, 1984, S. 95 (dt. *Frau und Natur: Das Brüllen in ihr*, Frankfurt a. M. 1987).

109 Offenbarung des Johannes, 17,1–2; 17,6; 17,16; 18,4.

110 Mary Daly, *Gyn/Ecology*, 1979, S. 183 (dt. *Gynökologie*, München 1985).

111 Jeanne Achterberg, a. a. O., S. 90.

112 Reverend Montague Summers, *Malleus Maleficarum*, Teil I, 1928, S. 66.

113 Zitiert nach Sophia Jex-Blake, *Medical Women*, 1886, S. 16.

114 Ebd.
115 Ebd., S. 16 f.
116 Ebd., S. 17.
117 Barbara Ehrenreich and Deirdre English, *Witches, Midwives and Nurses,* 1974, S. 15 (dt. *Hexen, Hebammen und Krankenschwestern,* München 1983).
118 Keith Thomas, *Religion and the Decline of Magic,* 1971, S. 14.
119 Ebd.
120 Reverend Montague Summers, a. a. O., S. 220.
121 Mary Daly, a. a. O., S. 194.
122 Matilda Gage, a. a. O., S. 100.
123 J.B. Russell, *Witchcraft in the Middle Ages,* 1972, S. 266.
124 Ebd. S. 282.
125 Gillian Tindall, *A Handbook on Witches,* 1965, S. 34.
126 Ebd., S. 148.
127 Mary Daly, a. a. O., S. 202.
128 Barbara Walker, a. a. O., S. 445.
129 Vgl. G.G. Coulton, *Life in the Middle Ages,* Band 1, *Religion, Folk-Lore and Superstition,* 1910, S. 32.
130 J.B. Russell, a. a. O., 1972, S. 276; dort diskutiert er J. Glenn Grays *The Warriors,* 1959, S. 26.
131 Ebd.
132 Charles Hoyt, *Witchcraft,* 1981, S. 96.
133 Reverend Gregory Zilboorg, *The Medical Man and the Witch During the Renaissance,* 1935, S. 26.
134 Ebd., S. 66–70.
135 Ebd., S. 69 f.
136 Christina Larner, *Enemies of God: The Witchhunt in Scotland,* 1981, S. 89–102.
137 Ebd., S. 96.
138 Norman Cohn, *Europe's Inner Demons,* 1975, S. 258 f.
139 Reverend Montague Summers, *The History of Witchcraft and Demonology,* 1926, S. XIV.
140 Ian Maclean, *The Renaissance Notion of Women,* 1980, S. 2.
141 Ebd., S. 8 und S. 36.
142 Ebd., S. 36.

144 Ebd., S. 41.
145 Ebd., S. 85.
146 Ebd., S. 46.
147 Alice Clark, *Working Life of Women in the Seventeenth Century,* 1919, S. 258.
148 Ebd.
149 Ebd. und S. 259.
150 Sarah Fell, *Household Accounts,* 1674, S. 95, zitiert nach Alice Clark, a. a. O., S. 255.
151 *The Life and Death of Lady Lettice Falkland,* zitiert nach Alice Clark, a. a. O., S. 256.
152 *The Life and Death of William Bedell,* zitiert nach Alice Clark, a. a. O., S. 2.
153 Reverend R. Josselin, *Diary,* 1672, S. 163 f., zitiert nach Alice Clark, a. a. O., S. 257.
154 *The Life of Marmaduke Rawdon,* zitiert nach Alice Clark, a. a. O., S. 85.
155 Vgl. Kate Campbell Hurd-Mead, a. a. O., S. 352 f.
156 Mrs. Jane Sharp, *The Midwives Book or the Whole Art of Midwifery Discovered,* Erstausgabe 1671; *The Compleat Midwives Companion,* 4. Auflage, 1725, zitiert nach Alice Clark, a. a. O., S. 270 f.
157 Aus Nicholas Culpeper, *Directory for Midwives,* zitiert nach Alice Clark, a. a. O., S. 271 f.
158 *A Scheme for Foundation of a Royal Hospital,* Harleian Miscellany, Bd. IV, S. 142–147, zitiert in Alice Clark, a. a. O., S. 273.
159 Vgl. Kate Campbell Hurd-Mead, a. a. O., S. 401.
160 Der Titel des Werkes lautete *Observations diverses sur la stérilité, perte de fruiet, fécondite achouchements et maladies des femmes et des enfants nouveaux naiz; amplement traites et heureusement practiquées par Loyse Bourgeois, dite Bousier, sage-femme de la Royne.*
161 Vgl. Kate Campbell Hurd-Mead, a. a. O., S. 411.
162 Ebd., S. 425.
163 Vgl. Dr. Melina Lipinska, *Histoire des femmes médicins depuis l'antiquité jusqu'à nos jours,* 1930, S. 78.

163 Kate Campbell Hurd-Mead, a. a. O., S. 431.
164 Margaret Nicholas, *The World's Wickedest Women,* Octopus Books, London 1984, S. 103–109.
165 Vgl. Kate Campbell Hurd-Mead, a. a. O., S. 432 f.
166 Briefe der Lady Montague, April 1917, Bd. 1, S. 84 f. Vgl. Kate Campbell Hurd-Mead, a. a. O., S. 469 und Margaret Alic, *Hypatia's Heritage,* 1986, S. 89. (dt. *Hypathias Töchter,* Zürich 1987).
167 Ebd.
168 Dr. Elizabeth Blackwell, *Pioneer Work in Opening the Medical Profession to Women,* 1895, S. 190.
169 Mary Roth Walsh, »Doctors wanted: no women need apply«, in *Sexual Barriers in the Medical Profession 1835 – 1975,* 1977, S. 2.
170 Vgl. Jeanne Achterberg, a. a. O., S. 142.
171 Mary Roth Walsh, a. a. O., S. 30.
172 Ebd.
173 Zitiert nach Jeanne Achterberg, a. a. O., S. 143.
174 Dr. Elizabeth Blackwell, zitiert nach Catriona Blake, *The Charge of the Parasols,* 1990, S. 31.
175 Dr. Elizabeth Blackwell, a. a. O., S. 60 f.
176 Ebd., S. 62.
177 Ebd., S. 70.
178 Ebd., zitiert nach Catriona Blake, a. a. O., S. 32.
179 Dr. Elizabeth Blackwell, a. a. O., S. 197 f.
180 Vgl. ebd., S. 141.
181 Vgl. Mary Daly, a. a. O., S. 225.
182 Ebd., S. 228.
183 G.J. Barker-Benfield, *Horrors of a Half Known Life: Male attitudes toward women and sexuality in nineteenth-century America,* 1976, S. 83.
184 Ely Van de Warker, »The Fetich of the Ovary«, *American Journal of Obstetrics,* Bd. 54, Nr. 3, September 1906, S. 371.
185 A. Vietor, *A Woman's Quest: The Life of Marie E. Zakrzewska MD,* 1924, S. 84 f.
186 *Lancet,* 6. Juli 1861, S. 16.

187 Zitiert nach Catriona Blake, a. a. O., S. 67 f.
188 Ebd., S. 68.
189 Dr. Sophia Jex-Blake, *Medical Women*, 1886, S. 53.
190 Ebd., S. 96.
191 *English Woman's Review*, Januar 1870, S. 28.
192 Vgl. Sophia Jex-Blakes Ansicht über diese Entscheidung in Sophia Jex-Blake, a. a. O., S. 59.
193 Robert Wilson in einem Brief an Edith Pechey, 20. November 1870, zitiert nach Margaret Todd, *The Life of Sophia Jex-Blake*, 1918, S. 294.
194 *British Medical Journal*, Bd. 1, 20. Januar, 1912.
195 Dr. Sophia Jex-Blake, a. a. O., S. 161.
196 Mary Seacole, *The Wonderful Adventures of Mrs. Seacole in Many Lands*, 1857, S. 56.
197 Ebd., S. 76.
198 Ebd., S. 78.
199 Ebd., S. 83.
200 Ebd., S. 125.
201 Ebd., S. 127.
202 Ebd., S. 145 f.
203 Ebd., S. 195.
204 *The Times*, Leitartikel, 11. April 1857, zitiert nach Mary Seacole, a. a. O., S. 208.
205 Wendy Savage, *A Savage Enquiry*, 1986, S. 59.
206 Zitat eines leitenden Geburtshelfers aus der *Sunday Times* vom 9. März 1986, zitiert nach Wendy Savage, a. a. O., S. XV.
207 *British Medical Journal*, Bd. 297, 29. Oktober 1985, »Correspondence«, S. 1125.
208 Soo Downe, »Blind Justice«, in *Nursing Times*, Bd. 85, Nr. 5, 1. Februar 1989, S. 24.
209 *British Medical Journal*, Bd. 297, 29. Oktober 1988, S. 1125.
210 Ebd.
211 Justice Watkins, »The case of Rosser vs UK Central Council for Nursing, Midwifery and Health Visiting«, in *Nursing Times*, Bd. 85, Nr. 12, 22. März 1989, S. 19.

212 Caroline Flint, »A matter of judgement«, ebd., S. 19.
213 *British Medical Journal,* Bd. 297, 29. Oktober 1988, S. 811.
214 Caroline Sadler, »Going it Alone«, *Nursing Times,* Bd. 84, Nr. 23, 8. Juni 1988, S. 16.
215 Wendy Savage, a. a. O., S. XVI.
216 Ebd.
217 Ebd., S. 5.
218 Ebd., S. 16.
219 Ebd., S. 22.
220 Ebd., S. 23.
221 Ebd., S. XVI.
222 Ebd., S. 175.
223 Ebd., S. 176.
224 Ebd., S. 177.
225 Michael O'Donnell, *British Medical Journal,* Mai 1986, zitiert nach Wendy Savage, a. a. O., S. 72.
226 Wendy Savage, a. a. O., S. 74.
227 Ebd., S. 119.
228 Ebd., S. 163.
229 »Lessons from the Savage Enquiry«, *British Medical Journal,* Bd. 293, 2. August 1986, S. 285.
230 Ebd., S. 286.
231 *Daily Telegraph, 12. Juli 1986,* zitiert nach Wendy Savage, a. a. O., S. 173.
232 »Professional implications of the Savage Case«, in *Lancet,* 12. April 1986, S. 837.
233 Vgl. Beatrix Campbell, *Unofficial Secrets,* 1989.
234 Ebd., S. 4 f.
235 Ebd., S. 73.
236 Ebd.
237 Ebd., S. 5.
238 Ebd., S. 50.
239 Ebd., S. 53.
240 Ebd., S. 61.
241 Ebd., S. 86.
242 Ebd.

243 Ebd., S. 95.
244 Harvey Marcovitch, »The media on the Cleveland Affair«, in *British Medical Journal,* Bd. 297, 16. Juli 1988, S. 233.
245 Zur Menstruation als verunreinigende Macht vgl. Penelope Shuttle und Peter Redgrove, a. a. O., S. 76.
246 Vicki Noble, *Motherpeace,* 1985, S. 76.
247 Erich Neumann, *Die Große Mutter,* Olten 1974, S. 278 f.
248 Ebd., S. 278.
249 Vicki Noble, a. a. O., S. 108.
250 Vgl. Frank Jerome, *Persuasion and Healing,* 1974, S. 285–89.
251 Susan Griffin, a. a. O., S. 1.
252 Bobette Perrone, H. Henrietta Stockel und Victoria Krueger, *Medicine Women, Curanderos and Women Doctors,* 1989, S. 22.
253 Vgl. Gray, »Rediscovering Native American Medicine«, in *East West Journal,* November 1986, S. 15.
254 Hartley Burr Alexander, *The Mythology of All Races,* Bd. 10 *North America,* 1916, S. 91.
255 Ebd.
256 Ebd., S. 92.
257 Vgl. Merlin Stone, »Pasowee, the Buffalo Woman«, in *Ancient Mirrors of Womanhood,* 1979, S. 307 f.
258 Bobette Perrone et al., a. a. O., S. 33.
259 Ebd., S. 36.
260 Ebd., S. 38.
261 Ebd., S. 40.
262 Ebd., S. 41.
263 Die Informationen stammen aus Barbara Kerewsky-Halpern, »Serbian Conjuerers' Word Magic«, in *Women as Healers: Cross-Cultural Perspectives,* hrsg. v. Carol Shepherd, 1989.
264 Ebd., S. 127.
265 Ebd.
266 Kate Campbell Hurd-Mead, a. a. O., S. 103.
267 Erleuchtete und reine Jungfrau und Nonne.
268 Kate Campbell Hurd-Mead, a. a. O., S. 112.

269 Ebd., S. 223.
270 Ebd., S. 425.
271 Vgl. Londa Schiebinger, *The Mind has no Sex?* Women in the origins of Modern Science, Harvard University Press, Cambridge, Mss. 1989, S. 250–57.
272 Ebd., S. 251.
273 Ebd., S. 254.
274 Ebd.
275 Ebd.
276 Ebd., S. 256.

Bibliographie

Achterberg, Jeanne, *Woman as Healer,* Rider, London, 1990 (dt. *Die Frau als Heilerin,* Bern, München, Wien, 1990).

Alexander, Hartley Burr, *The Mythology of All Races,* Bd. 10 *North America,* Marshall Jones Co, Boston 1916.

Alic, Margaret, *Hypathia's Heritage: A History of Women in Science from Antiquity to the late Nineteenth Century,* The Women's Press, London 1986 (dt. *Hypathias Töchter: der verleugnete Anteil der Frauen an der Naturwissenschaft,* Zürich 1987).

Barker-Benfield, G. J., *Horrors of a Half Known Life: Male attitudes towards women and sexuality in nineteenth-century America,* Harper & Row, New York 1976.

Blackwell, Dr. Elizabeth, *Pioneer Work in Opening the Medical Profession to Women,* Longmans, Green and Co., London 1895.

Blake, Catriona, *The Charge of the Parasols: Women's Entry to the Medical Profession,* The Women's Press, London 1990.

Bourdillon, Hillary, *Women as Healers. A History of Women and Medicine,* Cambridge Unversity Press, Cambridge 1988.

Bowie, Fiona und Davies, Oliver: *Hildegard of Bingen: An Anthology.* SPCK. London 1990.

Bradley, Marion, *Die Nebel von Avalon,* Frankfurt a. M. 1991.

Brooke, Elisabeth, *A Woman's Book of Herbs,* The Women's Press, London 1992.

Bryan, Cyril P. (Übers.), *The Papyrus Ebers,* Geoffrey Bles, London 1929.

Campbell, Beatrix, *Unofficial Secrets, Child Sexual Abuse – The Cleveland Case*, Virago, London 1989.

Clark, Alice, *Working Life of Women in the Seventeenth Century*, George Routledge & Sons, London 1919.

Cohn, Norman, *Europe's Inner Demons: an enquiry inspired by the great witch-hunt*, Sussex University Press, London 1975.

Coulton, G. G., *Life in the Middle Ages*, Vol. 1, *Religion, Folk-Lore and Superstition*, Cambridge University Press, Cambridge 1910.

Culpeper, Nicholas, *Culpeper's Complete Herbal and English Physician*, J. Gleave and Son, Deansgate, Manchester 1826.

Daly, Mary, *Gyn/Ecology: The Metaethics of Radical Feminism*, The Women's Press, London 1979 (dt. *Gynäkologie: eine Meta-Ethik des radikalen Feminismus*, München 1985).

Dronke, Peter, *Women Writers of the Middle Ages*, Cambridge University Press, Cambridge 1984.

Ehrenreich, Barbara und English, Deidre, *Witches, Midwives and Nurses*, Feminist Press, Old Westbury, New York 1994 (dt. *Hexen, Hebammen und Krankenschwestern*, München 1983).

Erxleben, Dorothea, *Academische Abhandlung von der gar zu angenehmen, aber deswegen öfters unsichern Heilung der Krankheit*, Halle 1755.

Dies., *Gruendliche Untersuchung der Ursachen, die das weibliche Geschlecht vom Studirn abhalten*, Berlin 1742.

Flanagan, Sabina, *Hildegard of Bingen, 1098–1179: A Visionary Life*, Routledge, London 1989.

Gage, Matilda Joslyn, *Women, Church and State*, Persephone Press, Watertown, Mass., 1980. (Erste Aufl. 1893).

Griffin, Susan, *Woman and Nature: The Roaring Inside Her*, The Women's Press, 1984 (dt. *Frau und Natur: das Brüllen in ihr*. Frankfurt a. M. 1987).

Griffith, F. L. (Hrsg.), *The Petrie Papyri, Hieratic Papyri from Kahun and Gurob*, Bernard Quaritch, London 1898.

Hildegard von Bingen, *Causae et Curae* (dt. *Heilkunde*), Salzburg 1959.

dies., *Subtilitates* (dt. *Naturkunde*), Salzburg 1959.

Hoyt, Charles Alva, *Witchcraft*, Southern Illinois University Press, Carbondale and Edwarsville 1981.

Hughes, Muriel Joy, *Women Healers in Medieval Life and Literature*, Kings Crown Press, New York 1943.

Hurd-Mead, Kate Campbell, *A History of Women in Medicine: from the earliest times to the beginning of the nienteenth century*, The Haddam Press, Haddam, Conn. 1938.

Jerome, Frank, *Persuasion and Healing: A Comperative Study of Psychotherapy*, John Hopkins University Press, New York 1974.

Jex-Blake, Dr. Sophia, *Medical Women*, Oliphant, Anderson and Ferrier, Edinburgh 1886.

Larner, Christina, *Enemies of God: The Witchhunt in Scotland*, Chatto & Windus, London 1981.

Leake, Chauncey D., *The Old Egyptian Medical Papyri*, University of Kansas Press, Lawrence, Kansas 1952.

Lipinski, Mélina, *Histoire des femmes médicins depuis l'antiquité jusqu'à nos jours*, G. Jaques & Co, Paris 1930.

McKenzie, Dan, *The Infancy of Medicine*, Macmillan, London 1925.

Maclean, Ian, *The Renaissance Notion of Woman*, Cambridge University Press, Cambridge 1980.

Manton, Jo, *Elizabeth Garrett-Anderson*, A and C Black, London 1958.

Mason-Hohl, Elizabeth (Übers.), *The Diseases of Women by Trotula of Salerno: a translation of Passionibus Mulierum Curandorum*, The Ward Ritchie Press, Hollywood, CA 1940.

Mozans, H. J., *Women in Science*, D. Appleton and Co., New York, London 1913.

Newman, Barbara, *Sister of Wisdom: St Hildegard's Theology of the Feminine,* University of California Press, Berkeley, Los Angeles 1987 (dt. *Schwestern der Weisheit,* Freiburg 1995).

Neumann, Erich, *Die Große Mutter. Eine Phänomenologie der weiblichen Gestaltungen des Unbewußten,* Olten 1974.

Noble, Vicki, *Motherpeace: A Way to the Goddess through Myth, Art and Tarot,* Harper & Row, San Francisco 1985 (dt. *Mythen, Musen und Tarot. Ein Weg zur Göttin,* München 1987).

Pagels, Elaine, *The Gnostic Gospels,* Random House, New York 1979 (dt. *Versuchung durch Erkenntnis. Die gnostischen Evangelien,* Frankfurt a. M. 1981).

Perrone, Bobette, Stockel, H. Henrietta und Krueger, Victoria, *Medicine Women, Curanderas and Women Doctors,* University of Oklahoma Press, Oklahoma 1989.

Petroff, E., *Medieval Women's Visonary Literature,* Oxford University Press, Oxford 1986.

Rhode, Eleanour Sinclair, *The Old English Herbals,* Longmans, Green and Co, London 1922.

Robbins, Rossell Hope, *The Encyclopedia of Witchcraft and Demonology,* Spring Books, London 1959.

Russell, Jeffrey Barton, *Witchcraft in the Middle Ages,* Cornell University Press, Ithaca and London 1972.

Savage, Wendy, *A Savage Enquiry: Who Controls Childbirth?,* Virago, London 1986.

Schiebinger, Londa, *The Mind has no Sex? Women in the origins of modern Science,* Harvard University Press, Cambridge, Mss. 1989.

Seacole, Mary, *The Wonderful Adventures of Mrs. Seacole in Many Lands,* James Blackwood, London 1857.

Shepherd, Carol (Hrsg.), *Women as Healers: Cross-Cultural Perspectives,* Rutgers, London 1989.

Shuttle, Penelope und Redgrove, Peter, *The Wise Wound,* Penguin, London 1978 (dt. *Die weise Wunde Menstruation,* Frankfurt a. M. 1989).

Stone, Merlin, *Ancient Mirrors of Womanhood*, Beacon Press, Boston 1979.

Strehlow, Dr. Wighard und Hertzka, Gottfried, *Hildegard of Bingen's Medicine*, Bear & Co, Santa Fe, New Mexico 1988.

Summers, Reverend Montague, *The History of Witchcraft and Demonology*, Kegan Paul, London 1926. (Übers.), *Malleus Maleficarum*, The Pushkin Press, London 1948.

Thomas Keith, *Religion and the Decline of Magic: Studies in popular beliefs in sixteenth and seventeenth-century England*, Weidenfeld and Nicolson, London 1971.

Thompson, R. C., *Assyrian Medical Texts, from the originals in the British Museum*, Oxford University Press, 1924.

Thorndike, Lynn, *A history of Magic and Experimental Science*, Columbia University Press, New York, erschienen in acht Bänden 1923–58.

Tindall, Gillian, *A Handbook on Witches*, Arthur Barker, London 1965.

Todd, Margaret, *The Life of Sophia Jex-Blake*, Macmillan, London 1918.

Vietor, A., *A Woman's Quest: The Life of Marie E. Zakrzewska MD*, Appleton and Co, New York, London 1924.

Walker, Barbara, *The Woman's Encyclopedia of Myths and Secrets*, Harper & Row, San Francisco 1983 (dt. *Das geheime Wissen der Frau: ein Lexikon*, München 1995).

Walsh, Mary Roth, »Doctors wanted, no women need apply«, in *Sexual Barriers in the Medical Profession 1835 – 1975*, Yale University Press, New Haven 1977.

Wilson, Anthony, *The Female Pest: an exposé of misogynist mythology*, Anthony Wilson, London 1985.

Zilboorg, Gregory, *The Medical Man and the Witch During the Renaissance*, The John Hopkins Press, Baltimore 1935.